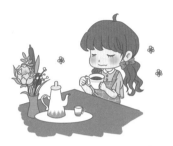

乳房保健百问通

袁梦涓 刘超男 林勇凯 主编

U0263189

SPM南方出版传媒

广东科技出版社 | 全国优秀出版社

· 广 州 ·

图书在版编目（CIP）数据

乳房保健百问通 / 袁梦涓，刘超男，林勇凯主编．—广州：广东科技出版社，2019.5
ISBN 978-7-5359-7062-6

Ⅰ. ①乳… Ⅱ. ①袁… ②刘… ③林… Ⅲ. ①乳房—保健 Ⅳ. ①R655.8

中国版本图书馆CIP数据核字（2019）第028054号

乳房保健百问通
RUFANG BAOJIAN BAI WEN TONG

责任编辑：马霄行
封面设计：林少娟
责任校对：陈　静
责任印制：彭海波
出版发行：广东科技出版社
　　　　　（广州市环市东路水荫路11号　邮政编码：510075）
http://www.gdstp.com.cn
E-mail：gdkjyxb@gdstp.com.cn（营销）
E-mail：gdkjzbb@gdstp.com.cn（编务室）
经　销：广东新华发行集团股份有限公司
绘　图：广州医漫科技有限公司
排　版：广州市友间文化传播有限公司
印　刷：广州市彩源印刷有限公司
　　　　　（广州市黄埔区百合三路8号201房　邮政编码：510730）
规　格：787mm×1 092mm 1/32　印张6.375　字数130千
版　次：2019年5月第1版
　　　　　2019年5月第1次印刷
定　价：39.80元

如发现因印装质量问题影响阅读，请与承印厂联系调换。

编委会名单

目录 ^{CONTENTS}

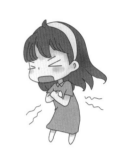

第一章
乳房的日常保养细节

第二章
胸部美容宝典

第三章
乳房自检——成熟女性的必修课

第四章
乳房疾患常见症状

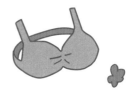

第九章
乳腺炎，其实很常见

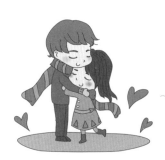

第十章
乳腺纤维腺瘤找上门，怎么办？

第十一章
远离乳腺癌

第十二章
男性乳腺疾病

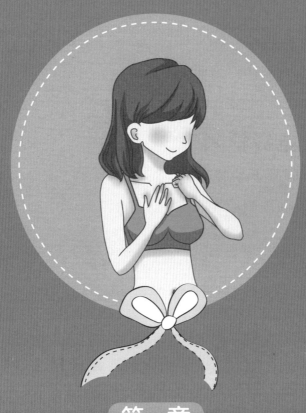

第一章

乳房的日常保养细节

规范穿戴胸罩

——为乳房筑暖窝

1. 穿戴胸罩的误区有哪些?

（1）胸罩太紧。胸罩罩杯过小，过度挤压胸部会导致胸部脂肪外散到腋下和腹部，同时过度挤压会引起乳腺淋巴回流受阻，大大增加了乳腺癌、乳腺炎的发病风险。对处于发育阶段的少女来说，过度挤压会直接影响乳房发育。因此，最好少穿紧身衣，胸罩尺寸应以乳房与胸罩间能容纳1～2根手指为佳。

（2）选用有钢托的胸罩。钢托托着乳房会破坏其自然状态，影响乳房的新陈代谢功能，而且选用有钢托的胸罩也正好堵住了淋巴回流的部位。

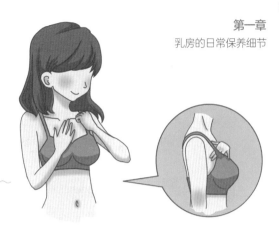

（3）光图漂亮不看材质。选用不透气材质的胸罩，会让乳房长年处于密闭空间，呼吸不到新鲜空气。女性内衣应以舒适的棉织物为首选。

（4）胸罩有蕾丝边。蕾丝多是涤纶、锦纶和氨纶制成的，可引起皮肤过敏，对哺乳期女性来说，可能会造成输乳管堵塞，导致泌乳障碍或乳腺炎。

（5）穿戴胸罩时间过长。每日穿戴胸罩达12小时以上的女性比短时间或者根本不戴胸罩的女性患乳腺癌的可能性高。晚上也不摘下胸罩的女性，其患乳腺癌的可能性则要高出更多。因为胸罩会影响乳房部分淋巴的正常流通，久而久之可使乳腺的正常细胞发生癌变。

（6）连续几天穿戴同一件胸罩。每件穿过一天的胸罩上都有大约100克的代谢物，这些代谢物中会有上亿个细菌，连续几天穿戴同一件胸罩，会影响皮肤健康甚至是乳腺健康。

（7）长期不更换新的胸罩。穿戴过久的胸罩会变形、变脏，因而无法支撑和保护乳房。

（8）长时间使用隐形胸罩。隐形胸罩作为吊带装的"黄金搭档"，成为爱美女士避免内衣走光的秘密法宝。但隐形胸罩一般采用硅胶材料制成，且具有一定厚度，不透气，且胸罩与皮肤过于紧密的接触，使得汗液无法蒸发出去，可导致局部温度较高。这部分皮肤较长时间被汗液浸泡，会出现红肿、瘙痒，进而产生湿疹等皮肤疾病。且隐形胸罩不具备承托乳房的功能，戴久了非但不能改善胸部线条，还容易导致平胸、散胸、下垂胸等情况，因此女性朋友不宜长时间穿戴隐形胸罩。

（9）运动时不穿运动胸罩。乳房主要由皮肤、韧带、脂肪和乳腺构成，没有骨骼支撑。任何强度的运动都可以使女性胸部受到震动，而普通胸罩的主要作用是承托，不能很好地固定胸部，完全无法解决运动时乳房的剧烈晃动，这种晃动可导致乳房组织损伤，出现胀痛感，如果不通过专业的运动胸罩保护起来，很容易造成支撑乳房的韧带组织拉伤，导致不可逆的下垂。因此，运动时一定要穿运动型无钢圈胸罩，在购买运动胸罩时，应以胸部感觉包紧但不疼痛为标准，可以跳一跳，看是否能为胸部提供适当的支持。

2. 穿戴胸罩需要注意什么？

（1）选用较宽松的胸罩，最好比自己的乳房大一号。长期穿戴过小过紧的胸罩，会影响局部血液和淋巴循环，诱发各种乳腺疾病。

（2）选用棉质胸罩。胸罩材质以棉质为佳。因为有的化学纤维的胸罩容易诱发皮肤过敏，透气性较差，且活动时胸罩会不断摩擦乳头，化学纤维细丝很容易从乳孔进入乳腺，时间一长，会堵塞乳腺和乳头，诱发乳腺疾病。

（3）每天穿戴胸罩不宜超过8小时，更不能穿着胸罩睡觉。闲暇时间可以多做做扩胸运动或者抬起上肢，促进血液循环。

（4）胸罩要每天更换清洗，并在阳光下晾晒，以消灭其中隐藏的细菌。此外无论多高级、多昂贵、多心爱的胸罩，都最好不要使用超过6个月。

（5）不同的年龄段应选择更适合自己的胸罩。青春发育期时能不戴则不戴，因为此时还不可能出现乳房下垂的现象，建议到18岁以后再穿戴。50岁以后切忌戴有钢托或化学纤维质地的胸罩，以防给乳腺疾病提供温床。

（6）胸部较大的女性，内衣肩带要宽一些，否则会造成肩部的承托力度不均匀，加重肩背负担，长此以往会导致背疼或胸部下垂。

（7）哺乳期一定要穿戴胸罩。因为哺乳的关系，哺乳期乳房一般会胀满，容易下垂，戴胸罩是保持乳房形状非常重要的环节。有的妈妈为了图省事，不穿胸罩，或者穿的胸罩过于宽松，完全没有支撑效果；还有的妈妈在哺乳和挤奶时不注意姿势和力度，过度拉扯乳房，给乳房造成不可逆的伤害。但也要警惕，在孕期、哺乳期也不能穿过紧的内衣，否则可造成乳腺堵塞等问题，得不偿失。

（8）如果不是参加重要活动，最好不要加胸垫，厚厚的胸垫会影响排汗和代谢，废物会堆积在皮肤表面，影响乳房健康。

（9）如果需要长时间穿戴胸罩，尤其是在12小时以上者，应选择面料透气、束缚力不强的胸罩；此外，每天下班回家后，或假日里不去公共场所时，可尽量解开胸罩，让乳房"有张有弛"。

（10）不可盲目"裸胸"。因惧怕乳腺疾病而抛弃胸罩难免有些"因噎废食"。胸罩的作用除了保护乳房免受外力擦伤和直接碰撞之外，还能支撑乳房不下垂。因此不可盲目"裸胸"。

对于女性来说，穿戴胸罩是必要的，关键是选择合适的胸罩，穿戴时间合理，杜绝错误的穿戴方式。胸罩合适、健康，乳房才能有适宜的"生存"环境。

3. 穿戴胸罩有哪些会造成胸部变形的不良习惯？

（1）长期穿过小的胸罩。有的女性从发育后妈妈帮她买了第一件胸罩后就一直穿一个尺码，即使后期乳房发育增大也未换尺码；或者买胸罩时嫌麻烦，不愿意试穿而导致胸罩尺码偏小。长期穿过小的胸罩，胸部会被压成四瓣，钢圈也会压在乳房上，可能造成胸形切散、四瓣胸、副乳、假轮廓等恶果。

（2）长期穿过大的胸罩。有的女生认识到胸罩穿小了有害，开始走向另一个极端——长期穿过大的胸罩。殊不知，如果胸罩过大，没有承托作用，也会出现胸形变散、胸位下移和外扩等问题。

（3）长期穿厚杯聚拢胸罩。有的女性觉得自己胸较小，于是借助厚杯聚拢胸罩来达到"看起来很美"的效果；甚至有的女性以为聚拢胸罩就是能让胸部聚拢的胸罩，非聚拢胸罩不穿。事实上，聚拢胸罩就如同高跟鞋，只是穿的时候有聚拢的视觉效果，脱下后并不能让胸形聚拢。长期穿厚杯聚拢胸罩，极其容易出现肩带滑落、跑杯、胸部和肩部受力过度而酸痛的情况，甚至会导致胸部脂肪的原有位置被侵占，胸部皮肤长期处于紧绷状态，结果胸形越来越散。

（4）长期穿底围过大的胸罩。买胸罩时，常常会遇到这样一种情况：当试穿70D的胸罩小了时，导购小姐会换一件75D或者80D的。当时试穿还算合适，但回家以后这件胸罩就东跑西歪了。这是为什么呢？因为当杯容

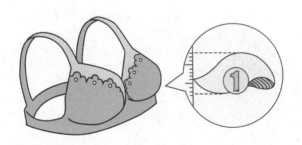

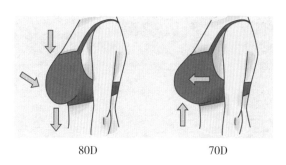

80D   70D

不够、只是增加底围时，只能达到看上去合
适的效果，实际上没有支撑到乳房。这样的
恶果就是"把鸡蛋压成荷包蛋"，还会衍生
出副乳、假轮廓、下垂等问题。

4. 应如何选择适合自己的胸罩？

（1）一定要测量好适合自己的尺码，
胸罩要适当松一点，宁松勿紧，剪裁立体，
肩带拉力强，贴身而不紧身。

（2）选舒适、透气性好、吸湿性好的
面料。现在的胸罩材质很多，可根据自己的
需要挑选，但要尽量购买罩杯内不含海绵或
其他添加成分的胸罩。

（3）在购买胸罩前最好能够先试穿。
穿上后乳房最好是立体的、完整的，没有压

乳房
保健百问通

胸罩不同尺码对照表

① 上胸围	② 下胸围	③ 选择胸罩罩杯						
		上下围差/厘米	<7.5	7.5~10	10~12.5	12.5~15	15~17.5	17.5~20
		胸罩罩杯	AA	A	B	C	D	E

④确定合适尺寸

下胸围/厘米	68~72				73~77					78~82					83~87					88~92				
胸罩罩杯	A	B	C	D	A	B	C	D	E	A	B	C	D	E	A	B	C	D	E	A	B	C	D	E
国际尺码	70A	70B	70C	70D	75A	75B	75C	75D	75E	80A	80B	80C	80D	80E	85A	85B	85C	85D	85E	90A	90B	90C	90D	90E
英式尺码	32A	32B	32C	32D	34A	34B	34C	34D	34E	36A	36B	36C	36D	36E	38A	38B	38C	38D	38E	40A	40B	40C	40D	40E

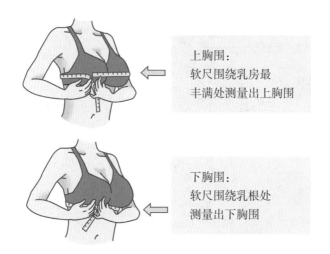

上胸围：
软尺围绕乳房最
丰满处测量出上胸围

下胸围：
软尺围绕乳根处
测量出下胸围

迫感和被切割的迹象，从罩杯底部、罩面、杯容3个地方
观察胸罩是否合适。

　　合适的胸罩需要符合两个条件：托圈圈弧与乳房底
缘的弧线弧度接近，乳房最高点位于或接近罩杯峰点。

　　5. 应如何正确穿戴胸罩？

　　（1）双手穿过肩带，上半身向前倾至45度左右。

　　（2）将胸部对准罩杯，保持前倾状态，扣上背钩。

　　（3）弯腰90度，将腋下、背部、肋部的赘肉拨入罩
杯内，将其完全包住并整理好。

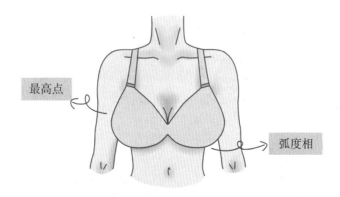

最高点

弧度相

（4）完全整理好之后，调节肩带的长度，使乳头位于肩膀至肘关节的1/2处。

（5）检查整件胸罩，使之位于舒适、水平的状态。

穿适合自己的胸罩和正确穿戴相结合是恢复胸形的基础，穿好胸罩可以有效改善胸形。

6. 睡觉时穿着睡眠胸罩是否有必要？

睡觉时穿睡眠胸罩可以有效改善乳点间距，使胸形变饱满。对于胸部皮肤状态较为松弛、胸部隆起高的女性，胸形可变得紧致、饱满，而胸部隆起中等或者较低的女性，胸形变化则表现为胸部轮廓变清晰、饱满或者是隆起变高。因此，睡觉时穿着睡眠胸罩是有一定益处的。

良好生活方式
——为乳房筑健康屏障

　　乳房是显示女性特征最重要的器官，每时每刻都需要得到特别的呵护。无论什么年龄段的女性，对自己的乳房保养都要有一定的认知。否则，一些你习以为常的行为，可能正在伤害自己的乳房。

　　1. "乳沟"能不能用力挤？

　　很多女性为突显其女性魅力，强力挤压乳房，形成"乳沟"。其实乳房长期受外力挤压，有两大弊端：一是乳房内部软组织易受到挫伤，或引起内部增生；二是易改变乳房外部形状，使上耸的双乳下塌、下垂等。

仰卧睡姿

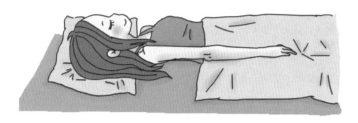

为避免用力挤压乳房，还要注意两点：

（1）睡姿要正确。女性的睡姿以仰卧为佳，尽量不要长期向一个方向侧卧，这样不仅易挤压乳房，也容易引起双侧乳房发育不平衡。

（2）夫妻同房时，应尽量避免用力挤压乳房，否则会造成内部疾患。

2. 喜欢趴着睡觉，会伤害乳房吗？

女性长期趴着睡觉是一个典型的错误，这会直接影响胸部的健康。长期趴着睡觉的女性，乳房组织会受到过多的挤压，会导致乳房提前老化、皮肤松弛、乳房变形外扩、乳房血液循环不良。补救的办法是采用仰卧姿势睡眠或同时在背部垫一个小枕头。

3. 乳头、乳晕部位要经常清洁吗?

女性乳房的乳头、乳晕是一个很敏感的部位,有的女性很讲究卫生,但很少讲究乳房卫生。其实,乳房的乳头、乳晕是分泌物比较多的部位,最需要经常清洁,长期不洁净容易引起炎症或造成皮肤病。

清洗乳房不宜用过多的沐浴露,最好是用有护肤和消炎效果的香皂。清洗时忌用过冷或过热的水刺激乳房。因为乳房周围微血管密布,受过冷或过热的水刺激会使乳房软组织松弛,也会引起皮肤干燥。

4. 能使用所谓的丰乳膏吗?

健美乳房常用的丰乳膏一般都含有较多的雌性激素,涂抹在皮肤上可被皮肤慢慢吸收,进而使乳房丰满、增大。短期使用一般无较大的弊病,但如长期使用或滥用,可能会带来以下不良后果:

(1)月经不调,色素沉着。

(2)皮肤萎缩变薄。

(3)肝脏酶系统紊乱,胆汁酸合成减少,易形成胆固醇结石。

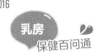

5. 乳房也需要运动锻炼吗?

众所周知，运动是提高身体健康水平的最有效手段，乳房也不例外，适当做丰乳操、轻度按摩可使乳房丰满，并减小罹患乳腺相关疾病的概率。做丰乳操是实施乳房锻炼的措施之一，这对于乳房组织已基本健全的女性是十分重要的。实际上，丰乳操锻炼本身并不能使乳房增大，因为乳房内并无肌肉，锻炼的目的是使胸肌增大，胸肌的增大会使乳房突出，看起来乳房就丰满了。

6. 电子产品会影响乳腺健康吗?

大家都知道长时间观看电视、手机等电子产品对身体有一定的危害，对乳腺也同样如此，长时间的辐射、长时间的不良姿势都可能导致乳腺病变。因此，为保护

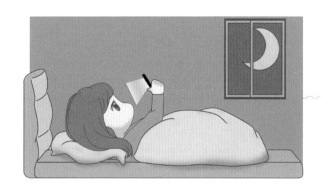

乳腺健康，应尽量减少电子产品的使用，尤其是睡前应远离手机，给自己一个舒适的睡眠，让乳房得以在夜晚休养生息。

7. 熬夜也会伤乳房吗？

大家都知道熬夜会伤肝，会导致面部暗沉及黑眼圈的生成。事实上，熬夜的危害不仅仅如此，熬夜严重时还会伤害乳房，导致乳房松弛及下垂、乳腺堵塞、经络不通畅，甚至发生胸部萎缩和乳腺癌。

人体的生长是一个不断修复的过程，夜晚正好是修复的时间。如果身体各器官在应该"睡觉"的时候没能得到休息，人体的气血循环就会受到影响，胸部的经络运行受阻，乳腺就会被堵塞。时间久了，不仅乳房的外

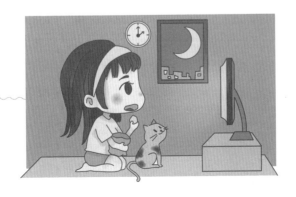

观会受到影响，其健康也会受到威胁。熬夜对于青春期少女的危害更是深远，因为夜晚深睡期间是身体各种激素分泌的高峰期，睡眠不足，会严重干扰内分泌功能，影响青春期的发育，更易使乳房发育不良，为成年之后的乳房疾病埋下伏笔。

如果女性经常熬夜，导致胸罩穿戴时间过长，长时间压迫乳腺及胸部淋巴，会对胸部的正常生理代谢产生严重的影响，而且乳头每天产生的分泌物也会堆积，反吸收于胸部，引起一系列乳腺疾病。

8. 定期查体是必要的吗？

即使现代的医疗条件发展十分迅速，也会有许多人无法改掉讳疾忌医的观念，认为一些小病自己扛一扛就行，不必去医院就医；也有人担心一去医院必会查出自己不曾想到的疾病，于是越发不愿意去医院。这是非常错误的想法，生病应当及时就医，这是对自己身体负责的做法，也是了解自己身体情况及病情的必要手段，切不可因为想省钱、怕麻烦等各种原因而拒绝及时查体、就医。作为女性，到了35岁以后，应每年定期进行全身检查尤其是妇科及乳腺的检查，防患于未然。

健康饮食习惯

——健康乳房从养胃做起

近年来，随着生存环境与生活方式的极大改变，种种不健康因素使得乳腺的增生、结节、肿瘤等疾病成为女性的常见疾病。据一项国内普查结果显示：大城市中，成年妇女患乳腺增生的比率为10%~15%；在知识女性中，乳腺增生的患病比率为30%，甚至更高。许多女性乳腺疾病的发生都是源于不健康的饮食习惯。因此要呵护好自己的乳房，一定要从根源入手，改变不良饮食习惯。

乳房
保健百问通

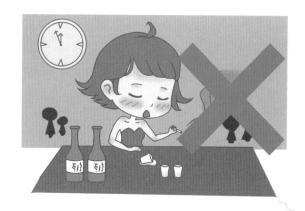

1. 酗酒、吸烟会严重危害乳房吗?

酗酒与吸烟都对女性的乳房有着重要影响。据调查,一位年轻女性每周饮酒3~6次,每次饮250毫升的啤酒或者是185毫升的烈性酒,其日后患乳腺癌的危险将增加30%~60%。美国整形外科学会2007年进行的一项研究也显示,吸烟是造成乳房下垂的重要原因。一旦乳房提早衰老,就再难恢复到以前的饱满、圆润。比乳房下垂更值得吸烟者警醒的是,吸烟史超过10年的女性,患乳腺癌的概率是其他女性的3倍以上。

为了呵护好自己的乳房,改变不良生活习惯非常重要。为了自己及待哺乳孩子的健康,女性应坚决杜绝酗酒、吸烟。

2. 你今天节食了吗？

乳房内部组织大部分是脂肪。乳房内保持足够的脂肪含量，才是健康的状态。有些女性一味追求苗条，不顾一切地节食，甚至天天都以素食为主，结果使得乳房发育不健全，干瘪无形，此时再用其他养护措施也于事无补了。为了防止减肥时乳房变小、下垂，应该配合高蛋白质食物，并辅以维生素及矿物质钙、镁、铁等，以保证胸部足够的营养供给，维持平衡的激素水平，让乳房饱满坚挺。

3. 得跟甜食说再见了？

长期摄入高糖食物，会使血液中胰岛素的含量始终处于高水平状态，造成乳房中胰岛素大量增多，进而可

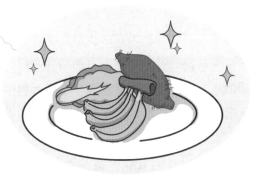

能导致乳腺癌细胞不断繁殖，因此建议喜欢吃甜点、零食的女性，每日摄入白糖总量应保持在30～40克，日常饮食以谷类、豆类、甘薯为主，多吃新鲜果蔬。

4. 服用雌激素保养好不好？

很多疾病是吃出来的，这话不假。很多患有乳腺疾病或40岁以上的女性渴求保持年轻状态，听取他人的花言巧语，而选择使用雌激素。其实这并不适合，雌激素的使用有严格的适应证，而且其真正目的是为了预防各种潜在疾病，保持年轻只是治疗带来的附加效应。雌激素不能滥用，不宜补得过早、过多或过急。如果一味为了保持年轻而使用雌激素，则有害无益。雌激素可使身体激素水平快速升高，可导致乳腺的增生和肿块的形成。雌激素过高还可能引起子宫内膜癌、子宫肌瘤等疾病。

一些围绝经期的女性未在医生指导下进行体检和雌激素水平检查就随意补充含雌激素的药物或保健品，这是不合理的。在决定使用雌激素前和使用过程中，应到医院做雌激素水平测定。如果需要补充，也应在医生的指导下进行。

对于雌激素过低的女性，通过食物补充雌激素是一种好办法。豆类食物中含有比较丰富的植物雌激素，而且进入人体的植物雌激素具有双向调节作用，即当人体缺少雌激素时，植物雌激素可直接被人体当作雌激素利用。当人体不需要雌激素时，植物雌激素可转化为其他人体需要的营养物质，从而避免出现雌激素过多的风险。因此，人到中年的女性可多吃富含植物雌激素的豆类食品。

心情愉悦

——为乳房消除健康隐患

女性的乳房健康和心情有密切关系，心情愉悦有助于乳房保健；长期精神紧张、情绪低落、压力大则容易导致乳房疼痛及乳腺增生等良性疾病。最近一项统计数据显示，我国乳腺癌的发病率增长迅速，以每年3%～5%的速度增加。乳腺癌距离女性并不遥远，但如果能够悉心呵护好自己的乳房，从生活方式等多方面加以改进，就能把威胁乳腺健康的因素"拒之门外"。

坏心情和乳腺病就像远房亲戚，稍不注意就会走得很近。都市年轻女性面临激烈的竞争压力，精神长期处于应激紧张状态，导致情绪上的不稳定，从而影响激

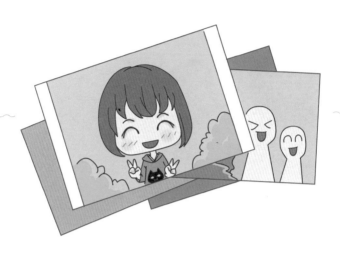

素水平和内分泌情况，长时间的抑郁更是如此。而乳腺疾病，如乳腺增生、乳腺纤维腺瘤，甚至是乳腺癌，恰恰与这些因素有关，而且复发率较高。因此，女性朋友要学会调节不良情绪，并培养快乐轻松的生活方式，开怀大笑、与人倾诉等都是减压的好办法。良好的家庭生活、人际交往能有效地减轻压力。平时多到户外接触阳光，回归大自然有益身心健康。遇到不愉快的事情，深呼吸、听音乐或者找人倾诉，都可以使不良情绪化解。要保持愉悦的心情，避免坏情绪在体内郁积，成为诱发乳腺疾病的隐忧。

第五节

和谐性生活

——呵护女性乳房健康

乳房是体现女性美的标志之一，而它的养护，则不仅关系到女性的外观，更关系到女性身体的健康。激情和谐的性生活可以刺激性激素的分泌，而性激素对于女性乳房的健康有重要作用，对乳房保健有许多益处。

1. 性生活能促进胸部血液循环吗？

一般情况下，当女性进入性兴奋时，乳房会充血增大，达到性高潮时，乳房能增大约1/4，而得到性满足后，充血肿胀自然消退。这一周期性的变化，有利于促进乳房内部的血液循环。反之，性生活不和谐，则会对

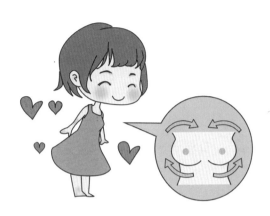

客观存在的性欲起到抑制作用，令乳房的持续性充血肿胀得不到缓解，从而出现胀痛等不适反应。

2. 性生活可以抑制乳腺增生吗？

乳腺增生又称乳腺小叶增生，是女性最常见的乳房疾病，约占全部乳房疾病的60%，多见于35～45岁的女性。性生活不和谐是乳腺小叶增生的重要诱发因素。同时，不和谐的性生活会使女性心理压力长期得不到释放，可造成内分泌失调，久而久之也容易患上乳腺小叶增生。而和谐稳定的性生活能抑制乳腺小叶的增生，降低乳腺增生的发生概率。

3. 性生活能降低乳腺癌风险吗？

美国的一项临床研究表明，在乳腺癌患者当中，高龄未婚、性功能低下、丧偶女性的比例明显高于其他人群。这就提示，无正常性生活及性冷淡的女性患乳腺癌的危险性会大大增加。从这个意义上说，保持和谐的夫妻关系，对降低女性的乳腺癌风险会有一定帮助。

4. 怀孕哺乳与乳房健康有关系吗？

"该怀的孕要怀，该生的孩子要生，子宫不长苗就会长草，乳房也一样。"看起来粗浅的话也蕴涵着深刻的道理。有很多女性，到了一定的年龄，本该享受规律的性爱、正常的孕育、产子的喜悦、哺乳的成就感，却

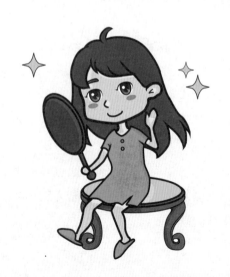

因为工作等种种原因而无暇体验，最后或许得到了一些东西，但也为乳腺、子宫埋下了"定时炸弹"。

中国最早的医学典籍《黄帝内经》中说道："（女子）二七而天癸至，任脉通，太冲脉盛，月事以时下，故有子；三七，肾气平均，故真牙生而长极；四七，筋骨坚，发长极，身体盛壮；五七，阳明脉衰，面始焦，发始堕；六七，三阳脉衰于上，面皆焦，发始白；七七，任脉虚，太冲脉衰少，天癸竭，地道不通，故形坏而无子也。"意为：女孩子14岁的时候，月经来了，能生孩子了；21岁的时候肾气充盈，是身体最美丽的时候；28岁的时候身体健壮；35岁的时候身体开始走下坡路，面色渐渐变黑，头发开始掉落；42岁时面色衰老，头发开始变白；49岁时，绝经，身体虚衰，不能再有孩子了。女性身体的发展历程就是如此。古人早已认识到这一点了。

女性到了什么年龄，就该做那个年龄应该做的事。20多岁，正是身体健旺的时候，此时当结婚生子，这是符合生长之道的。该有的性生活有了，该怀的孕怀了，该生的孩子生了，哪儿来的那么多乳腺疾病呢？

现在，部分年轻女性因为各种原因而延迟结婚，或没有性生活。缺乏阴阳的调和，这是导致乳腺疾病的重

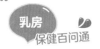

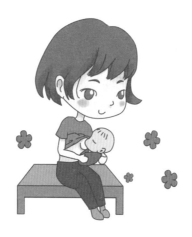

要原因。

　　人的身体变化必然要与天地同步，违背时间的规律不符合养生之道。应时步入婚姻、孕育生命，不仅能呵护自己的健康美丽，还能避免那些本不该受的乳腺疾病之苦，同时为宝宝的身体健康打下坚实的基础。

　　5. 流产对乳房健康的危害严重吗？

　　随着社会的发展，人们的思想也变得越来越开放，很多女性意外怀孕后就进行流产手术，殊不知流产手术会带来很多危害，乳腺疾病的发病原因及发病的低龄化就与多次人工流产有关。

　　人工流产不同于自然分娩，前者是强行中断妊娠，后者是瓜熟蒂落。妇女妊娠后，全身内分泌系统会发生一系列变化，随着激素水平的升高，乳腺也发生变化，到妊娠四周后，乳腺的导管和腺泡逐渐发育，血管增多，这时乳房逐渐发胀、饱满、增大。人工流产后，妊娠突然中断，激素水平骤然降低，刚刚发育的乳腺突然停止生长，细胞变小，腺泡消失，乳腺复原。但这种复原通常是不完全的，容易造成乳腺肿块和乳腺疼痛，诱发乳腺疾病。

因此，从预防乳腺小叶增生等乳房疾病的角度来说，育龄妇女必须树立科学的生育观，采取有效的避孕措施，少做人工流产，也要避免生育后不哺乳的行为，因为提倡母乳喂养，不仅是为了保障下一代的健康，也是对母亲自身的健康负责。

有位女作家把乳房比喻成女性之树结出的两枚最神圣的苹果，它以丰润和圆满滋润着人世间的爱和美丽。然而，当错误性观念和生育观念的阴影笼罩在女性之树周围时，那些乳腺增生的高危人群（月经不太规则、经量少、经期短的女性，未婚、未育的女性，初产时年龄超过30岁的女性，多次流产的女性，产后未哺乳和哺乳不良的女性）往往难逃厄运。

每日按摩
——唤醒睡眠中的乳房

每日按摩乳房对延缓乳房衰老、减少乳房疾病的发生有重要作用。尤其结合经络进行穴位按摩，可促进乳房生长，且有健胸防病的功能。

1. 穴位按摩可以健胸吗？

穴位按摩健胸是指对会影响乳房成长的穴位进行按摩，以打通乳房的经脉，供给乳房所需营养，同时促进气、血液、淋巴的循环，达到美胸及健胸的目标。刺激与乳房发育有关穴位，可以促进乳房成长。在乳房四周的穴道施以温热的灸疗法，亦有健胸功能。

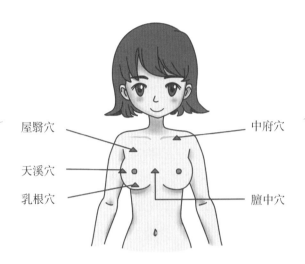

屋翳穴

中府穴

天溪穴

乳根穴

膻中穴

2. 哪些穴位对乳房有影响？

（1）屋翳穴：乳头直上，第二、第三肋骨之间。

（2）中府穴：距前正中线6寸，第一、第二肋骨之间。

（3）天溪穴：距前正中线6寸，第四、第五肋骨之间。

（4）乳根穴：乳头直下，第五、第六肋骨之间。

（5）膻中穴：乳头连线中点。

（6）天宗穴：在肩胛部，冈下窝中央凹陷处，与第四胸椎相平。

（7）肩井穴：在肩上，乳中直上，大椎穴与肩峰端连线的中点处。

（8）少泽穴：在手小指末节尺侧，距指甲角0.1寸。

（9）神封穴：在胸部，距前正中线2寸，第四、第五肋骨之间。

（10）云门穴：在胸部外上方，距前正中线6寸，肩胛骨喙突上方，锁骨下窝凹陷处。

（11）中脘穴：在上腹部，前正中线上，脐上4寸。

（12）渊腋穴：在腋中线上，腋下3寸，第四、第五肋骨之间。

3. 怎样按摩乳房？

乳房主要是由乳腺、脂肪组织和韧带组成的。按摩乳房可促进胸部血液循环，让更多的养分到达乳房，使脂肪慢慢沉积从而让乳房更加丰满，且按摩能增加皮肤张力及结缔组织弹性，使乳房坚挺。由于乳腺组织是以乳头为中心，呈放射状排列的，因此按摩亦须循乳腺组织分布操作。

（1）直摩乳房：先将右手掌置于左锁骨下，向下用柔和而均匀的力量推摩至乳根部，接着再向上沿原路线返回，连续3次，然后换左手按上面方法按摩右侧乳房。

（2）侧摩乳房：用右手掌从胸骨处着力，向左按摩左侧乳房至腋下，返回时用五个手指握住乳房并向回带，反复操作3分钟，再换左手同法按摩右侧乳房。

（3）托推乳房：用左手掌面托住左侧乳房底部，然后用右手掌面与左手相对用力向乳头方向合力推30次，如有乳头下陷，可在按摩的同时用手指将乳头向外向上牵拉数次。

（4）热敷乳房：使用温度为40度左右的热毛巾覆盖于乳房上热敷，注意要使乳房受热均匀。

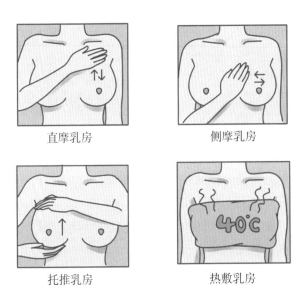

直摩乳房　　　　　　　　　　侧摩乳房

托推乳房　　　　　　　　　　热敷乳房

第七节

拔罐疗法

——让乳房经络"动"起来

1. 拔罐疗法的原理是什么?

拔罐疗法是一种中医外治法,它可在组织中产生一定的负压,使毛细血管扩张,有利于排出毒物,具有排除邪毒、激发经气、解痉止痛等作用。早期的拔罐疗法称为角法,即用兽角作为拔罐器。随着制造技术的进步,有了竹罐、瓷罐、玻璃罐等罐子。

传统拔罐疗法用的是火罐。操作时,利用燃烧的热力,排去罐子中的空气,产生负压,使之吸着于皮肤上。随着技术的发展,近年来,一些新的制造负压的方法应运而生,如提拉式真空抽气法、旋转式抽气法、挤

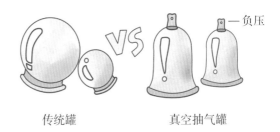

传统罐　　　　　　　真空抽气罐

压式抽气法等。这些方法比传统的火罐制造负压的方法
更容易、更安全、易于推广，且与用火罐产生的静态负
压无本质的差别。

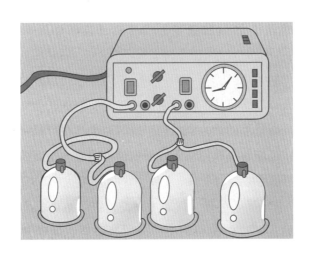

乳房
保健百问通

传统拔罐所产生的负压基本不变，而随着技术的发展，目前已经有了可以调节负压大小的装置。这种装置可以使罐子中的负压由弱到强，再由强到弱地规律变化，从而产生更好的疏通经络的效果，称为脉动负压拔罐。

2. 拔罐疗法对人体健康有什么帮助？

（1）排毒。从历代医家用拔罐疗法治疗痈肿、结核、黄疸、蝎蜇等，到现代人运用拔罐疗法之后出现罐斑点、罐痧、出汗、呕吐、咳痰、腹泻等反应来看，拔罐疗法确可排除病邪毒气，人体各部位（皮肤、黏膜等）、各脏器的病邪毒气及各种毒素（代谢产物、细菌毒素、瘀滞血液等）均可通过拔罐疗法的作用排出。

（2）激发经气，强壮内脏。拔罐疗法可以有效地作用于人体经络系统，使营卫流注畅通、内脏营养充足，提高抗御外邪的能力，也利于抗御衰老。在背部膀胱经进行拔罐能够提高正常人红细胞免疫功能，提高机体抗感染、抗肿瘤能力及自身免疫力。

（3）解痉止痛。拔罐可以调整组织结构，使被压迫、粘连的组织得以调整，改善微循环，从而解除痉

挛。拔罐可直接改善局部内环境，加速血液循环，促进
新陈代谢，使代谢产物及时得以清除，减少或消除致病
物质对神经末梢的刺激。同时使组织细胞缺氧情况得到
改善，提高痛阈，解除疼痛。

3. 拔罐疗法适用于哪些病症？

拔罐通过刺激人体皮部、经筋、经络穴位以达到
疏通经络、行气活血、扶正固本、促进新陈代谢、调动
脏腑功能的作用，临床可广泛用于治疗呼吸、消化、循
环、运动、神经系统疾病及妇科、外科、儿科病症。

从中医角度而言，拔罐可用于外感风寒及湿邪，体
内有寒湿、瘀血，经络气血瘀滞不通所致的疼痛、麻木
等病症。

4. 拔罐疗法有哪些常见误区？

误区一：拔罐后洗澡。

拔罐后的皮肤处在一种被伤害的状态，非常脆弱，
这个时候洗澡很容易导致皮肤破损、发炎。而如果是洗
冷水澡的话，由于皮肤处于一种毛孔张开的状态，很容
易受凉，因此拔罐后隔2～3小时才能洗澡。

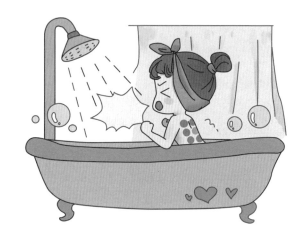

误区二：时间长效果好。

有人说拔罐最少要半小时。拔罐真的是时间越长越好吗？

根据火罐大小、材质、负压力度等的不同，拔罐时间一般以10～15分钟为宜。因为拔罐的主要作用原理在于负压而不在于时间，如果在负压很大的情况下拔罐时间长直到拔出水疱，那么不但会伤害到皮肤，还可能会引起皮肤感染。

误区三：同一位置反复拔，一次不行拔两次。

短时间内不可在同一部位反复拔罐。如果拔罐次数偏多，会造成血液过于集中、瘀滞，使皮肤变得红肿和破损，甚至导致毛细血管不通而引发新的疾病。

误区四：人人都可以拔罐。

由于拔罐法偏泻，因此体质过于虚弱者，孕妇，腹部有出血倾向者，有软组织开放性局部损伤者，烦躁不安者，高热抽搐者，精神病、水肿病、心力衰竭、活动性肺结核、急性传染病患者禁止拔罐，年龄较大且有心脏病者、过饥者、肌肉枯瘦之人、6岁以下儿童、70岁以上老人慎拔；此外，皮肤过敏、溃疡、水肿及大血管分布部位，皮肤病患处，骨折部位，心尖部位，以及妇女月经期的腹部、腰部等部位不宜拔罐。

5. 脉动负压拔罐的原理是什么？

（1）现代视角下的"经络"是什么？

循经低流阻通道学说认为，经络的主体结构是人体组织液流动的低阻力通道，组织液在该通道中的流动具有重要的生理功能。而这正是西方医学所忽视却被中医所认识并加以运用的地方。正常生理状态下，通道的阻力较低。组织液保持流动，代谢废物被及时清除，营养物质得到补充；如果由于某种原因，通道的阻力变大，组织液的流动停止，就会出现代谢废物的堆积和细菌的

组织液压（0～6mmHg）

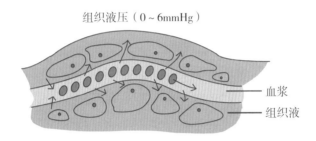

血浆

组织液

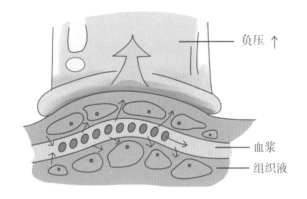

负压 ↑

血浆

组织液

繁殖，形成炎性疼痛病灶。如果组织液中的免疫因子不能够及时消灭病菌，炎症就可能扩展到外周其他部位甚至到达相联系的内脏，这可能就是《黄帝内经》所说的病邪沿经络传变的过程。

组织液的循经流动是人体经络保持通畅进而实现其生理功能的重要条件。组织液压在一般组织中为负压（0～6mmHg），它流动于组织间隙之中，服从多孔介质流动的达西定律，即组织液的流量与组织液中的负压差（梯度）成正比，因此，在组织中产生适当的负压差是使组织液流动的一个关键。

静态负压在作用的初始时刻，在拔罐部位与周围组织之间产生一个较大的负压差，驱动组织液向拔罐部位流动，拔罐部位的组织液随之增多。同时，毛细血管的扩张或破裂也可使更多的体液流入组织间隙。由于组织液的增多，组织间隙被扩张，间隙本身的张力增大，导致组织液压升高，使得拔罐部位与周围组织之间的负压差减小。随着时间的延长，压力达到平衡，组织液流动停止。

（2）脉动负压拔罐"新"在哪儿？

脉动负压是一种新型医学治疗形式，与传统拔罐相比，它的创新点与优势主要以下几个方面：

第一，驱动组织液反复流动，疏通经络。

脉动负压拔罐在罐内形成不同的负压梯度，使拔罐部位周围的组织液反复地往返流动，将组织间隙中淤积的代谢废物冲刷干净。代谢废物随着组织液流入淋巴管，最后通过血液循环排出体外。组织间隙中代谢废物的清除降低了经络的阻力，有疏通经络的作用。

事实上，拔罐疗法中的闪罐，即将火罐闪火后扣到皮肤上很快再掀起，再吸再掀，反复多次，直至皮肤潮红。这个过程就会产生一种脉动负压，只是该操作的技术要求较高。而脉动负压拔罐器产生的脉动负压是全自动的，不用人工操作，使用方便，而且负压的大小和频率可调，为医生辨证施治提供了更多的选择。

第二，节律性地牵拉肌肉。

脉动负压拔罐的另一个效应是可以大范围地牵拉肌肉，特别是当使用大号的罐子时，如四号罐子口径为5.5厘米，可拔高皮肤达1厘米，肌肉的牵拉位移约0.5厘米，这么大的牵拉作用是其他外治方法所难以实现的。针刺时的提插手法可以产生一定的牵拉作用，常规按摩也可使肌肉有一定的变形，但其范围都不如脉动负压大。

牵拉肌肉最直接的效应就是兴奋肌肉中的感受器，包括肌梭感受器和腱器官，通常肌梭感受器首先兴奋，其信号通过脊髓反射引起 α 运动神经元的兴奋，使肌细胞的紧张性增加。随着牵拉的增加，腱器官中的高尔基体兴奋，其信号通过神经元抑制 α 运动神经元的兴奋，使肌肉放松。静态拔罐也可使肌肉产生同样长度的牵

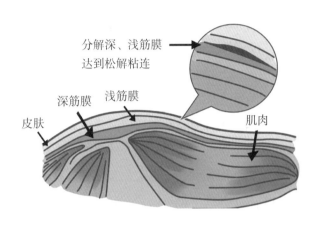

分解深、浅筋膜
达到松解粘连

深筋膜　浅筋膜

皮肤

肌肉

拉，所不同的是静态拔罐产生牵拉后就一直保持该状态，肌梭感受器会因持续作用而出现疲劳，而脉动牵拉的负压通常只持续几秒钟，故不会出现疲劳。

　　另外，脉动牵拉是随时间变化的力，会引起快肌纤维变化，产生静态拔罐难以达到的效果。脉动负压对肌肉产生的牵拉力的方向与通常按摩的方向相反，是朝皮肤外的，因此，可将皮肤和肌肉向上提起，使皮肤与肌肉、肌肉与肌肉之间的间隙即浅筋膜和深筋膜的空间加大，减少因炎症引起的肌粘连。这可能是该方法对治疗肌肉痛有效的一个原因。

第三，负向按摩作用。

由于脉动负压可以产生与按摩方向相反的、向外的节律性作用力，因此可称脉动负压为"负向按摩"或"真空负压按摩"。目前市场上已经出现了各种各样的按摩器、按摩椅，它们都是用机械的方法模拟人手的操作，其力的作用一般是通过硬的物质直接接触人体后产生的。负向按摩以空气为介质，与人体之间无直接的硬接触，只要负压适当，就会产生类似按摩的舒服感觉。而且作用力的大小和频率都可以调节，可以模拟不同的手法，因此脉动负压拔罐也是一种新型的按摩器械。

第四，开式拔罐作用。

传统火罐和现代发展起来的手动抽气罐的共同特点是罐子中的空气是密闭的，可称为"闭式拔罐"，而脉动负压拔罐采用微型真空泵产生负压，罐子中的空气通过真空泵与大气连通，为"开式拔罐"。

第五，气针作用。

使用小口径的拔罐器可以直接将脉动负压作用于穴位上，形成一种力的刺激。它与针灸针对人体的刺激有一定的相似之处，即都是一种力学的刺激，不同之处在于后者刺入组织，是有损刺激，刺激成分中还包括一部分损伤电位，作用部位也较深。脉动负压通过空气将力传递给组织,是一种名副其实的"气针",对组织无损伤,不会产生损伤性的疼痛,因此也是一种无创针法。

将较大的脉动负压作用于上肢肌肉不太丰厚的穴位处时,由于牵拉效应,会产生类似"得气"的酸麻胀感觉,在下肢使用稍大一点的罐子也可得到类似的感觉。由于脉动负压的方向和针灸提插手法中的提的方向一致,因此在效应上接近针灸泻法的作用。另外,使用真空泵产生的负压具有较好的持续性,不会因少量的漏气而掉罐,即使用较小的罐子也可维持与皮肤的吸合,这一特性有利于使用口径很小的罐子在比较狭窄和凹凸不

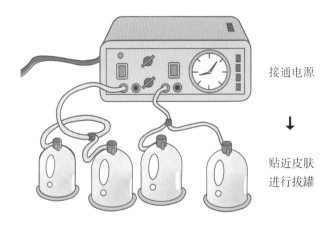

接通电源

↓

贴近皮肤
进行拔罐

平的部位实施脉动拔罐，如迎香、腕骨等穴位处。又因为气针不用刺入体内，具有较好的安全性，所以也适合喜欢针灸的家庭中使用。

（3）如何操作脉动负压拔罐器？

脉动负压拔罐器可以自动产生恒定持续可调的负压，无须用火，只要开通电源，将罐子放到需要拔的部位，贴紧皮肤即可。

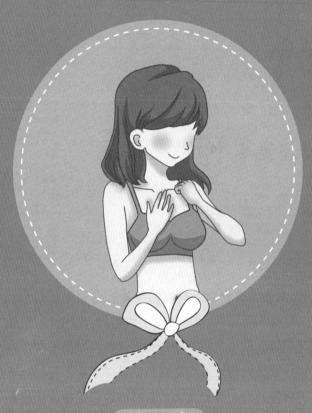

第二章

胸部美容宝典

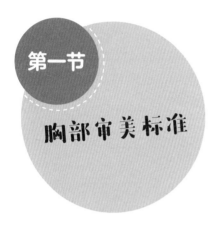

第一节

胸部审美标准

1. 从古至今对女性胸部的审美有何变化？

女性乳房最原始、最基本的生理功能是哺乳，但在人类文明漫长的发展过程中，乳房逐渐被赋予了美学意义。女性往往比男性有着更强烈的爱美天性，更加注重自身的修饰打扮，彰显优美的身材曲线。这在古代就有所记载，如"胸欲其隆，腰欲其细，臀欲其丰"，体现了古代对女性形体的审美标准。

清朝末期，在当时社会风气的影响下，女性健康的乳房被视为"罪恶的源泉"，少女从乳房发育时期开始便要用布将乳房束缚起来，避免出现女性的性感特征。

故20世纪初期的女性多为胸部平坦的形象，有的甚至胸部变形、塌胸驼背，缺少女性独特的魅力。

及至民国时期，"五四运动"后新潮的西方思想逐渐传入我国，女性社会地位逐渐上升，社会风气也渐渐开放。女装的造型风格一改之前传统的平直样式，开始流行内衣小马甲和新式旗袍等彰显女性身材特征、追求立体感的服饰。在当时，为了弥补先天不足，通过假乳来塑造丰满胸部的风尚亦得到普遍认同。1949年后至改革开放前，社会审美观普遍追求劳动美和简朴美，无论男女都喜欢穿宽松的军装式的衣服，女性的曲线特征再次被淡化。

20世纪70年代末至今，受西方女性解放运动和社会变革影响，我国女性的自主意识变得越来越强烈，变得更加自信、自立、自尊，完成了从自我了解到自我认可的过渡，在胸部审美上更加强调比例适度、均匀圆润、健康挺拔，追求自然、健康的健美胸型。

2. 乳房有哪几种常见形态？

正常形态下，乳房的形状是一个半球形，凸出胸前之两侧。乳房可因个体发育成长及胸部血液循环的不同，呈现出不同的大小和形状，且东西方女性也有差

乳房
保健百问通

别。其形态从侧面大致上可分为：

（1）平坦形：乳头紧贴于胸肌上，几乎无脂肪组织，多见于发育中的孩童。

（2）半球形：乳房基底圆形的半径与高度大致相同，侧面似三角形，脂肪组织丰富，是最理想的乳房形状。

（3）下垂形：乳晕下缘低于下乳沟线或呈水平，或乳头指向地面。多见于产后皮肤松弛，或减肥过度。

（4）圆锥形：乳房基底圆形的高度大于半径。乳腺体、脂肪组织发达，且胸大肌和结缔组织有足

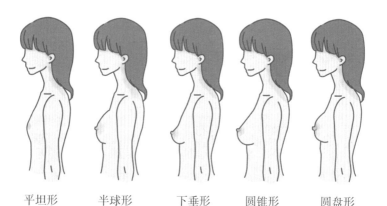

| 平坦形 | 半球形 | 下垂形 | 圆锥形 | 圆盘形 |

够的张力支撑，乳房不易产生下垂现象，西方女性大多属于此种形态。

（5）圆盘形：乳房基底圆形的半径大于高度，侧面如钝角三角形，像圆盘的样子，脂肪组织少，东方女性大多属于此种形态。

3. 当今女性胸部审美标准是什么？

胸部作为女子体形构成的重要组成部分，其美的标准不可能脱离人体比例关系的制约而独立存在。从美学基本原理分析，胸部美的标准的根本是与人体其他部位比例适中。从胸部结构分析，乳房底盘位置反映了胸部在人体身高上整体比例效果；乳点（乳头）位置反映了胸部的挺拔程度，是胸部美的一个重要指标；乳头间距反映了胸部外扩的程度，是胸部美的另一个重要指标。

从我国现代的审美观来看，最适中的胸部底盘位置是在人体第二到第六肋骨之间。（略高于标准位置，人体整体视觉效果显得有活力、有精神、有朝气，同时也让人觉得具挑逗意味，显得"艳媚"；而略低于标准位置，无论它丰满与否，因它总是有种低垂感，令人觉得丧气，同时显得庸俗。）这个位置的胸部在整体视觉效果上显得端庄典雅，恰到好处，符合中国人注重意境韵味的审美观。

从女性人体形态整体效果分析，现代人认为乳点高与身高的比例为0.71最为合适，过高或过低都会影响其美观。而理想的乳头间距是两个乳头和颈窝点三点构成顶角略小于60度的等腰三角形，或者乳头间距与肩宽的比值为0.69。从人体侧面看，乳腺组织丰满，乳头凸出、微微上挺，状如半球形为理想的女性乳房形态。

把握美胸关键时期
——塑造挺秀曲线美

1. 乳房的发育过程分哪几个阶段？

（1）青春期。女孩在10～12岁时由于下视丘开始分泌促性腺激素释放素，导致脑下垂体分泌促性腺激素，进一步刺激卵巢分泌雌激素及孕酮。雌激素刺激乳腺导管发育，而孕酮刺激腺泡的发育，造成青春期乳房组织迅速成长。

一般青春期的乳房发育分成五期：

第一期：乳头突出。

第二期：10～12岁乳房开始发育，乳晕也变大，乳房形成小丘。

第三期：13～14岁乳头及乳房继续发育。

第四期：14～15岁乳晕及乳头开始隆起，而乳房也渐成球状。

第五期：15岁以后，乳房渐渐成熟而定型。

（2）怀孕期。受孕后数周最明显的变化是乳房胀大并且持续整个怀孕期。怀孕早期乳房的血管增加，并且表面静脉也变得明显，通常会伴随疼痛、发痒。此外乳晕、乳头也会变大，颜色也会变深。乳房组织的变化是由于导管细胞及腺泡细胞增生，造成导管的增长和分叉，可达未怀孕时的数倍。

从怀孕中期开始，腺泡细胞的增生逐渐减少，取而代之的变化为细胞分化，腺泡细胞逐渐变成单层分泌性细胞，所以在怀孕中期，腺泡腔内已可见到少量淡黄色液体即初乳。乳房的胀大可持续整个怀孕期，此乃细胞一直进行分化及发育，腺泡细胞分泌量一直增加的缘故。

2. 应如何利用好乳房发育关键期，塑造挺秀曲线？

（1）青春期。青春期少女乳房发育属于适龄正常的生理变化，同时伴随而来的还有月经的来潮、骨盆增宽、臀部变圆、胸、肩、髋部皮下脂肪增多，音调变高等。经过青春期的塑造，在体形上，小姑娘真正变成了少女。这一时期是胸部发育的关键时期，利用好这一时期可为日后胸部挺拔的曲线打下良好基础。

这一时期由于少女的胸部较为娇嫩，因此最好的美胸方法便是食补，充分补充各种营养，给予乳房发育充分的营养支持。如：补充维生素C（葡萄、西柚等），可防止胸部变形；补充维生素E（芹菜、核桃等），有助于胸部发育；补充维生素A（椰菜、葵花籽油等），有利于激素分泌；补充维生素B（牛肉、牛奶及猪肝等），有助于激素的合成。其他如药膳类（红枣、山药、桂圆、川芎等），有活血、补血、补气的功效。总之，要保证营养丰富均衡，不要过度瘦身，因为适当的脂肪更有利于乳房的发育。

除注意饮食补充营养外，还可利用穴位刺激促进乳房发育。

适合青春期少女丰胸的穴位有膻中穴、神封穴、乳根穴。膻中穴位于两乳头中间，可以在这个位置用大拇指按压，如果感觉疼痛的话，也可以换食指轻揉。每次按摩9秒左右，停止放松后再重复按摩20次左右。

神封穴在膻中穴和乳头之间，左右两边都有这个穴位。按摩神封穴的方法和按摩膻中穴的方法相同。

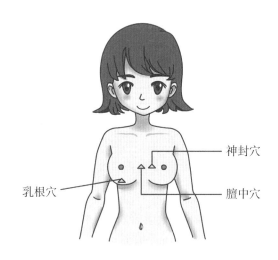

乳根穴　　　　　　　　　　神封穴

　　　　　　　　　　　　　　膻中穴

　　乳根穴位于乳房下。按摩方法也是和按摩膻中穴相同的。

　　青春期女性可以在晚上睡前按摩上述3个穴位，每日坚持，一个月后可有效果。

　　（2）怀孕期。

　　第一，高蛋白食物不可少。多吃蛋白含量高的食物如黄豆、鸡蛋、猪肉、排骨等，每个星期坚持炖一次汤喝。效果会很不错，可促进乳房良好发育。

　　第二，多吃含脂肪和胶原蛋白类的食物。除了蛋白质外，脂肪和胶原蛋白的补充也是大有好处的。猪蹄、鸡翅等都是好的原材料。有空可做个黄豆焖猪蹄、土豆烧鸡翅、山药玉米猪蹄汤等，为自己的乳房提供营养原料，美味且营养。产妇坐月子也可拿这些食材调理身体，丰胸促乳。

第三，经常进行乳房按摩，坚持每天一次。

每天坚持沐浴时给乳房做做按摩，从腋下到乳房周围，坚持20分钟左右。经常按摩可以逐渐激活乳腺细胞。对久坐不运动导致淋巴堵塞的人来说会更有效。

第四，坚持做扩胸运动或其他健美操。

如果只是单纯吃好喝好而不运动那饮食再营养也是徒劳的，所以平常要多进行促进乳房发育的扩胸运动，如游泳、健美操等，手臂伸展练习也是不错的选择。

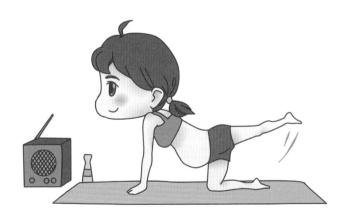

第五，穿无钢圈胸罩。

　　穿戴对于身体发育来说也很重要，塑身紧身衣要少穿，不要购买带有钢圈且不稳固的胸罩，因为时间久了不仅会压迫乳腺神经，而且还可能导致乳房下垂，严重者甚至会引起乳腺疾病。所以不要因为一时的美丽而挤胸，或者贪图便宜购买地摊上的便宜胸罩。一定要去正规商场，试穿后选择适合自己且塑形稳固的无钢圈胸罩。尤其是怀孕以至生产之后，更需要穿戴专为孕妇设计的胸罩，透气安全。

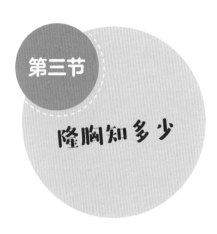

第三节

隆胸知多少

　　隆胸是通过应用质量优良和大小适应的乳房假体植入胸大肌下，以增加乳房体积、改善乳房外形和对称性的方法。

　　1. 有哪些方法可以达到隆胸的效果？

　　（1）注射隆胸。

　　注射隆胸指的是通过小针管把一种亲水性的胶体注射进胸部，让胸部膨胀起来的方法。注射隆胸的风险主要是注射的胶体有害，以及其与自体融合后，无法顺利用手术彻底取出。

（2）填充隆胸。

填充隆胸是通过手术把一些填塞物（如硅凝胶、盐水袋等）放在乳房内以达到丰胸美容目的的方法。但在很多的医学案例里都会发现由填充而引起的胸部过敏，或者因为不小心挤压而造成破坏性结果的情况。

（3）按摩隆胸。

如果想增大胸部，按摩无疑是最为经济的，也是风险最小的。但是按摩常常会有一个问题，就是100个人按摩会有100种结果。它没有办法创造出一个客观的平均值。这是因为每一个按摩师的手法、每个人对穴位的敏感度都不一样。做按摩还有一个麻烦，就是要随时通过

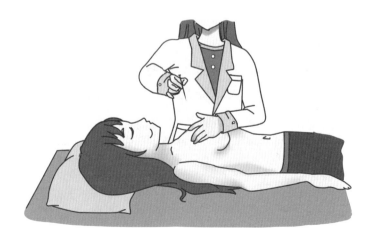

反馈去调整按摩的手法和穴位，但有时自己的感觉也会骗自己的，所以就增加了按摩隆胸的难度。

（4）针灸隆胸。

针灸隆胸，这是一个咱们祖先遗留下来的非常棒的智慧方法。针灸主要是通过刺激穴位令体内的激素活跃起来，对腺体、内分泌进行调整而达到丰胸的效果。

（5）自体脂肪隆胸。

取自身的脂肪组织隆胸，不会产生免疫反应、排斥反应，安全性更高。目前在医学美容中，最常使用的自体组织就是脂肪组织了。一般可以取腹部、腰部的脂肪组织，在丰胸的同时，还可以达到一定的减肥效果。

2. 当今医学美容界有哪些类型的隆胸手术？

隆胸手术是对不发育或发育不良的乳房进行扩大的一种手术，又称乳房增大手术。现阶段常见的隆胸手术有3种，分别是注射隆胸手术、假体隆胸手术、自体脂肪移植隆胸手术。

（1）注射隆胸手术。

注射隆胸是将填充材料注射填充到乳房间隙从而起到丰满乳房作用的。我国从1997年引进并批准在临床上使用，但规定仅能在三甲医院中使用。

这一方法最大的优点是不需开刀，仅一个小针眼就可以将材料注射填充到乳房后间隙中。缺点是当需要取出材料时，无法确认完全干净取出。注射隆胸也会出现一些并发症，最常见的有血肿、感染及硬结。经过多年的临床应用，血肿及感染已非常少见，但硬结还是较多见，这主要与注射材料分布不均有关，但处理起来并不困难，大部分通过合理的按摩可以解决，个别需要注射生理盐水稀释。

（2）假体隆胸手术。

早在20世纪60年代硅胶假体诞生后，这一方法就在全世界范围内得到广泛使用，是传统的、成熟的隆胸方法。假体有硅胶及水囊之分。

优点：①手术方法成熟；②必要时可完整取出假体。

缺点：①有手术切口会留下不可消失的切口瘢痕；②假体是放置在胸大肌下的，当肌肉收缩时乳房会变硬。

另外术后还可能出现假体溃破。一旦溃破，如果是水囊，对身体影响不大，如果是液体硅胶，特别是硅油则会浸透到身体组织内难以彻底清除，会对身体产生一定的危害。这是因为人体对任何入侵异物都有反应，白细胞会把渗出的硅胶带到淋巴系统中去，从而可能导致自体免疫反应，使免疫组织失控，攻击本身的健康细胞。因此，隆胸者如发现疲乏、肌肉或关节疼痛、皮肤绷紧等症状时，应尽快寻求医生帮助。

（3）自体脂肪移植隆胸手术。

该手术方法的优点是没有排斥反应，缺点是脂肪移植的成活率较低，很多移植的脂肪细胞会坏死、液化。如果坏死、液化的量较少，机体可吸收、分解；如果量较大，超过了机体的吸收、分解能力，机体会形成"包裹"，出现"术后硬结"。因此，通常每侧每次移植脂肪量不宜超过50毫升，一般需要做3～4次手术才能获得理想的效果。

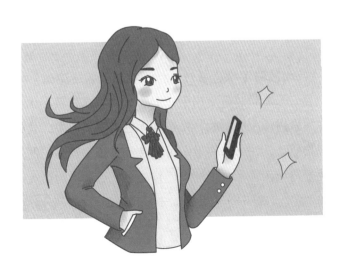

乳房
保健百问通

3. 怎么判断自己是否适合进行隆胸手术呢？

凡是18岁以后身体发育完成，生理性乳腺发育不良（扁平胸）、哺乳后乳腺萎缩、乳腺手术后乳房缺如、先天性胸部畸形（一侧乳房比另一侧明显要小）、减肥后乳房的大小和形态明显改变而无心理障碍或严重身体脏器病变者，均可进行隆胸手术。具体细节需要选择正规可靠的、信誉良好的大医院找专科医生进行相关咨询。

值得注意的是，隆胸手术固然可以帮助塑造更优美的曲线，但切不可因为过于追求乳房大小和完美而反复进行手术，陷入病态的、自我否定的死循环。能够充分自我认识、自我理解、自我认同，活出自信、健康的模样，才是现代女性最大的魅力。

4. 隆胸手术避雷针：你还在用"人造脂肪"吗？

"人造脂肪"是用于注射隆胸的填充材料，化学名称为聚丙烯酰胺凝胶，是一种无色透明类似果冻状的液态物质。其注入人体后，可对神经系统、肾脏、循环系统等造成伤害，是可疑致癌物之一，更被称为植入胸部的"定时炸弹"。因此，对于这种隆胸材料需要谨慎。

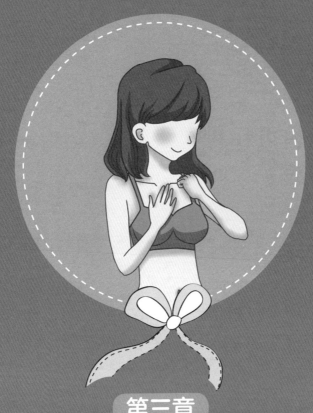

第三章

乳房自检
——成熟女性的必修课

第一节

如何进行乳房自检？

乳腺疾病往往可从乳房表面形态查出端倪，例如乳房的形状、乳头的形状、乳房周围皮肤状况等。对乳腺疾病的排查，最应该引起重视的是对乳房肿块的排查。几乎所有乳腺疾病，都可以在乳房内形成肿块。

正确的乳房检查方法可以提早发现乳腺疾病，尤其是对早期发现乳腺癌有着重要的意义。虽然大部分人不会罹患乳腺癌，但是进行彻底、正确的乳房自检对女性是有益无害的。

1. 怎么判断自己的乳房是否健康呢？

检查乳房是否健康，我们可以通过以下几个方面来判断。

（1）皮肤：乳房皮肤的色泽是否正常，有无水肿、皮疹、溃破、浅静脉怒张、皮肤皱褶及橘皮样改变。

（2）乳头、乳晕：乳头、乳晕有无局部红肿及其他改变，乳头有无凹陷。

（3）乳头溢液情况：需检查乳头是否有溢液，并详查其是自行溢出还是挤压后溢出、单侧还是双侧、溢液的性状如何等。

（4）乳房肿块：检查乳房有无肿块，以及肿块的位置、形态、大小、数目、质地、表面光滑度、活动度、有无触痛等。

（5）形态：乳房外观大小及位置是否正常。

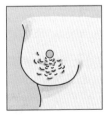
橘皮样变

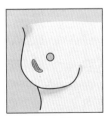
酒窝征

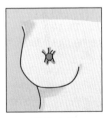
乳头内陷

乳房
保健百问通

2. 乳房自检四大步骤你记住了吗?

（1）看。面对镜子双手下垂，仔细观察两边乳房是否大小对称，有无不正常突起，皮肤及乳头是否有凹陷或湿疹。

（2）触。一般采取坐位，乳房较丰满的女性可选择平卧位。平卧时，背部用枕头或毛巾垫高使乳房移动并平铺在胸壁前。自检时左手上提至头部后侧，用右手检查左乳，以手指之指腹轻压乳房，感觉是否有硬块，由乳头开始做环状顺时针方向检查，逐渐向外（约三四圈），至全部乳房检查完为止。用同样方法检查右边乳房。除了乳房，亦须检查腋下有无淋巴结肿大。

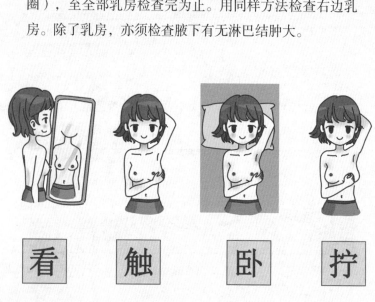

看　　触　　卧　　拧

　　需要注意的是，处于青春发育期的女性乳晕部位常有位置固定的乳房硬核，一般在进入哺乳期后消失，不必担心。

　　（3）卧。适用于触时坐位者，平躺下来，将右手弯曲至头下，重复"触"的方法，检查两侧乳房。

　　（4）拧。以大拇指和食指压拧乳头，注意有无异常分泌物。

3. 在什么时间检查乳房比较合适？

　　月经正常的妇女，月经来潮后第9~11天是乳房检查的最佳时间，此时雌激素对乳腺的影响最小，乳腺处于相对静止状态，容易发现病变。在哺乳期出现的肿块，如怀疑是肿瘤，应在断奶后再进一步检查。

第二节

乳头异常现象

1. 正常的乳头和乳晕是什么样的？

成年女性的乳头位于第四肋间，或第五肋与锁骨中线交界处或偏外侧，稍稍指向外上方。乳头直径为0.6～0.8厘米，乳头高度为0.3～0.5厘米。

乳头周围为环形、色素沉着的乳晕，乳晕直径为2.6～3.5厘米，平均为3厘米。乳晕在幼女为浅红色，孕妇或哺乳期由浅红变为暗褐色，经产妇为黑褐色，与激素分泌有关。乳晕表面有5～12个散在的小结节，为乳晕腺，也称蒙格马利腺，在妊娠期发育更为明显。其排泄管单独开口于乳晕，分泌油脂，可起保护乳晕及乳头表皮和润滑婴儿口唇的作用。

乳头及乳晕部的皮肤比较薄弱，易损伤而引起感染。应注意预防乳头炎及乳晕裂、乳晕下脓肿的发生。乳头及乳晕内部含有发达的平滑肌纤维，乳头真皮层存在多量游离神经末梢和触觉小体，哺乳时在神经受刺激的情况下，平滑肌反射性收缩，可使乳头勃起、变小、变硬，便于婴儿吸吮乳汁。

2. 乳头可有哪些异常现象？

（1）从形态上看：

A. 内陷——容易造成细菌逆流导致乳腺管炎症，从而出现乳腺炎或囊肿等。乳头内陷有先天性的，也有因瘢痕挛缩继发的。

B. 乳头明显突出或偏向一侧——乳头或乳晕下可能有急性炎症或脓肿。

C. 当乳腺癌病灶侵犯到乳头或乳晕下区时，乳腺的纤维组织和导管系统可因肿瘤侵犯而缩短，牵拉乳头，使乳头偏斜、扁平、回缩、凹陷，直到全缩入乳晕下，看不到乳头。

D. 乳晕上有颗粒状乳晕腺——可能是乳房内循环不好。

（2）从颜色上看：

A. 乳头、乳晕颜色黑代表肝火旺，肝气不能正常疏泄，代谢差。

B. 乳头、乳晕颜色淡白代表气血不足，循环不畅，或者脾胃虚。肝经绕乳晕，肝主疏泄，疏泄不及则黑，疏泄太过则淡而虚。

C. 乳头、乳晕部皮肤潮红、糜烂、流滋多为湿疹，但要注意与乳头、乳晕湿疹样癌鉴别，后者的皮损与正常皮肤分界边缘十分清楚，皮肤发硬、增厚，渐渐乳头可见溃烂、萎缩或消失，有时乳晕下可触及肿块。

（3）乳头有分泌物。

乳头有分泌物即乳头溢液，乳头溢液的情况很复杂，应请专业医生检查。

乳房会一边大一边小吗？

1. 乳房不对称的形态包括哪些呢？

虽然女性的两侧乳房可出现大小略有不同或不对称的情况，但只要外形轮廓保持浑圆，光滑平整，无其他不适，则都属正常。如果双侧乳房外形明显不对称，如一侧位置高、一侧位置低，或一侧乳房明显偏大、一侧乳房明显偏小，或一侧隆起、一侧扁平，则都属于异常情况。

2. 什么原因可导致乳房大小不等？

有先天性两侧乳房大小不等的，也有因哺乳而致一侧乳房断奶后大于另一侧的。曾有哺乳史的乳房多数左右大小略有不同，常见左侧比右侧大，这是因为右侧乳房哺乳的机会较左侧多，受吸吮刺激也较左侧多，因而出现右侧比左侧更为增生肥大的现象。而断奶后，右侧比左侧萎缩得也更明显，因此右侧会比左侧略小。

如果是新发现两侧乳房大小不等的，则增大侧可能有病变存在，如该侧乳房组织对激素敏感性高而引起增生，或患有乳房肿块，或有急性炎症等，要仔细检查，注意鉴别。较大的乳房肿块或较浅表的肿块，往往会凸出乳房表面，引起乳房轮廓的变化。炎症则会使乳房红肿增大，而炎性乳腺癌患者乳房肿大常常是弥漫性的，并很快波及对侧。如果两侧乳房的大小相差较大，则有可能是乳房过大或乳房肉瘤。乳房过大可发生于单侧，也可发生于双侧，巨大的乳房可下垂到脐甚至耻骨联合处。

乳房太大也是错?

1. 乳房多大算过大?

关于乳房过大的诊断标准,目前还没有完全统一的认识。目前大家比较公认的正常乳房体积为250~350毫升。中国女性乳房体积平均为310~330毫升。如果是体重超重患者,则每超重1千克,乳房体积增加20毫升,仍属正常。

乳房形态和体积的测量方法有很多,推荐一种原理简单、容易操作、易被接受、便于推广的测量方法。本法于1991年由乔群提出,测量指标为胸围Ⅰ(经腋下测量)、胸围Ⅱ(经乳头最丰满处测量)、胸围差(胸围

Ⅱ–胸围Ⅰ）、超重体重、乳房半径、乳房高度。计算公式如下：

（1）乳房体积=250+50×胸围差+20×超重体重

（2）乳房体积=$\pi/3$×乳房高度^2×（3×乳房半径–乳房高度）

其中，"3×乳房半径"为乳房内侧、外侧、下侧3个方向的半径之和。该公式为球缺体的体积计算公式，但对下垂型乳房误差较大。

2. 什么是乳房肥大症？

（1）乳房肥大症的定义。

乳房肥大症又称巨乳症，是临床上常见的乳房疾病之一，其典型症状是乳房过度发育，包括腺体及脂肪结缔组织过度增生，体积超常，与躯体比例明显失调。

此病多见于妊娠期后或青春期女性，常表现为双侧乳房同时增大，也可见单侧乳房体积增大导致不对称，且常伴发有不同程度的乳房下垂。乳房的过度增大不仅会造成外观形态欠佳，患者身心痛苦，同时会导致患者体态臃肿、行动不便。乳房过重会对胸部、颈部及肩部造成很大负担，严重者可造成颈椎关节炎甚至驼背和胸廓畸形，患者平卧时胸部会有压迫感，无法俯卧，活动后或天气炎热时，汗渍使乳房间和乳房下皱襞区常处于潮湿状态，汗液积聚，细菌繁殖，易导致湿疹等皮肤疾病的发生。

（2）乳房肥大症的诊断。

乳房肥大症目前尚未有一个统一的诊断标准。多位学者尝试通过不同的方法测量乳房的体积，希望得到一个"正常"的乳房体积。但由于各种客观因素的存在，例如身高、体重、种族、年龄，以及乳房的位置、密度、突出度、成分、比例等，研究者很难找出一种适用于所有女性的乳房体积测量方法。目前常用的肥大乳房量化的标准是：当乳房体积大于"正常或理想"乳房体积的50%时，称之为一定程度的乳房肥大。按乳房体积可将乳房分为5种类型：250～400毫升的称为正常乳房，400～600毫升的称为中度肥大，600～800毫升的称为明显肥大，800～1000毫升的称为重度肥大，大于1000毫升的称为巨乳。

（3）女性乳房肥大症的治疗。

女性乳房肥大症分类多样，不同时期的肥大有相应的治疗原则：有的采取保守治疗，如激素治疗；有的采取外科手术治疗，切除乳房多余腺体及脂肪组织，从而缩小乳房体积。一般根据患者年龄和局部具体情况选择做乳房全切术或乳房成形术。

（4）乳房肥大症的鉴别诊断。

以下情况也可引起乳房变大，需要进行鉴别诊断。

A. 纤维腺瘤。纤维腺瘤一般发生在单侧，为界限清楚、可移动和有弹性的病变，其直径平均为2～3厘米。巨大的纤维腺瘤易与乳房肥大相混淆，因为它也可快速增长至较大体积，其直径可达到5厘米以上。

B. 乳腺叶状肿瘤。乳腺叶状肿瘤可快速增长至巨大的体积，直径可达20厘米，可出现皮肤改变和静脉扩张，肿块质地较实，边界清楚。青春期肥大乳房则表现为弥漫性和质地中等硬度的肿块。

C. 恶性肿瘤。恶性肿瘤包括肉瘤和淋巴瘤，组织活检有助于鉴别诊断。乳房X线片对于该类肿瘤和青春期乳房肥大的鉴别诊断意义不大，因为青春期乳房的间质组织密度较大，与肿瘤组织区别较困难。

乳房偏小是怎么回事？

1. 乳房偏小的标准是什么？

乳房偏小多因乳房发育不全或内分泌失调所致，表现为乳房大小与身体体型不成比例，乳房过小往往使患者失去自信，感到自卑，严重者可能造成精神压抑或择偶困难。其实乳房的大小受人种、年龄、发育、营养、胖瘦等因素影响而有所不同。一般西方人的乳房比东方人的大，发育较好的比发育较差的大，体型较胖的人因皮下脂肪多而比体型较瘦的人大。

那怎么才能知道自己的乳房与身体体型是否成比例呢？

临床上，常用经乳头的胸围与其他数值的比来判断乳房与体型的比例关系。以经乳头的胸围与身高的比为例，普通乳房这一比值为0.5～0.54，这一比值会因年龄不同而略有不同。以此比值作为依据，大概能分出以下4种情况：

（1）比值小于0.5为乳房过小；

（2）比值为0.5～0.54属普通乳房；

（3）比值为0.54～0.56表示乳房较丰满；

（4）比值大于0.56为乳房肥大。

2. 乳房为什么会偏小？

乳房过小又称为小乳房症，是指女性到了青春发育期，乳房仍不发育，始终如小儿或男子之乳房状。分为先天性和后天性。先天性多因胚胎期乳腺始基发育不良造成。后天性又称继发性，多因出生后乳管内在因素如内分泌影响或外在因素如放射线照射，使乳房发育停止在幼儿状态。此种病理改变不仅会造成乳房体积缩小，而且也会造成乳房分泌功能缺失，所以这类女子虽然可以妊娠，但分娩后也会缺乏乳汁的分泌。对此尚无治疗方法，为了改善外观缺陷，可行隆胸手术。

第六节

副乳一定要手术切除吗？

1. 什么是副乳？

副乳是指除正常的1对乳房外，另有1个或多个乳房，也称副乳房、多乳房，常位于腋窝前缘或正常乳房的尾部或下方。多乳房（副乳或副乳房）及多乳头病并不少见，其特点是有随月经周期而出没的胀痛，可触及结节状、较软的团块组织，周界较清。腋窝处的副乳多为较软的呈分叶状或结节状的不规则形组织块，与正常皮下组织无明显界限，与皮肤粘连而不与深部组织粘连，触之有腺体感。

2. 副乳分为哪些类型？

根据副乳的发育情况可将副乳分为完全发育型及不完全发育型两类。

（1）完全发育型副乳：受雌激素的影响，月经期有肿胀，甚至微痛，月经过后消失。在妊娠期副乳也随乳房发育胀大，哺乳期可有乳汁自副乳头处排出。断奶后可变软，乳腺萎缩。

（2）不完全发育型副乳：可有随月经出现的胀痛，表现为仅有发育不完全的乳腺组织、无乳头及乳晕，或仅有乳晕状色素沉着及乳头状局部皮肤增厚。也有仅存婴儿状态的乳头而无乳晕，或者仅有乳晕状色素沉着而无乳头及乳腺的情况。

3. 副乳需要切除吗？

副乳的治疗原则同正乳一样，没有疾病就不需治疗，尤其是小副乳。但副乳毕竟不是正常乳腺，下列情况下可考虑切除：

（1）有周期性痛、不规则痛者，以切除为宜。

（2）有影响美观的完全发育型副乳或疑恶变及不能与结核等病变区别者，以切除为宜。

（3）较大的不完全发育型副乳，虽无症状但患者要求切除的可以切除。

（4）怀疑有肿瘤的副乳一律切除。对副乳腺癌患者
应做常规同侧腋淋巴结清除。根据副乳位置的不同，术
后常规进行放射治疗及化疗。定期严密观察双侧乳房，
尤其同侧乳房更应注意。

对于没有腺体仅有乳头、乳晕的副乳，由于多不恶
变，因此可不切除。

第七节

乳房萎缩下垂，真的是老了吗？

1. 什么是乳房下垂？

正常乳房位于胸壁的第二至六肋之间，内侧起自胸骨旁，外侧达腋前线，其2/3位于胸大肌的表面，另1/3位于前锯肌的表面。乳房下垂是指乳房体积正常，但乳房及乳头、乳晕位置下移，明显低于正常位置。系由于乳房皮肤及腺体内的支持结构松弛、弹性降低，乳房在重力作用下向下垂坠，失去正常向前凸起的乳房形态。

乳房下垂有时可引起积乳炎症或乳房的褶皱部皮肤湿疹。乳房下垂多表现为双上肢上举时不能随之上移。乳房下垂与乳房肥大不完全一样：乳房下垂一般功能正

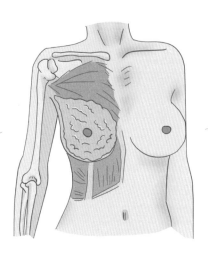

常，只是表现为乳房松弛下垂；乳房肥大则不同，大部
分为病理性过程。

2. 乳房为什么会下垂？

乳房下垂的原因主要是乳房库柏悬韧带松弛，不仅
见于老人，年轻人也可发生。乳房发育不良可表现为萎
缩性下垂。青春期也可因过度发育引起下垂。

（1）哺乳：女性停止哺乳后，因体内孕激素等性激
素水平减低，乳房内的乳腺导管、腺体及脂肪组织等均
可以发生萎缩，而乳房的皮肤及支撑组织却相对较多，
因而可出现乳房下垂。

（2）年龄：老年人由于年龄因素，包括内分泌在内的各种生理功能都有不同程度的减退，故而其乳房的皮肤、支持组织、脂肪和腺体都明显退化、萎缩，最终导致乳房空囊状松垂。

（3）减肥：许多女性减肥后，身体多处脂肪组织明显减少，包括乳房在内的脂肪组织也可减少，因而出现皮肤松弛，最终导致乳房下垂，多见于中青年女性。

（4）体重骤减：女性由于某些疾病的影响，可出现体重突然明显下降，乳房内的腺体和脂肪组织减少，皮肤松弛，进而可出现乳房下垂。

3. 乳房下垂怎么办？

下垂乳房很少引起乳腺病变，为使其外观改变，可以行下垂乳房成形术。

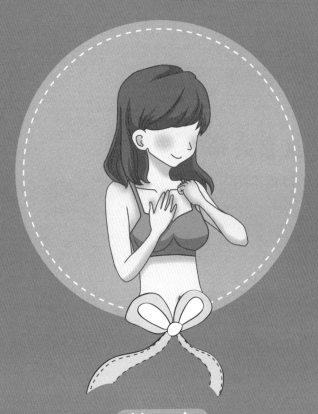

第四章

乳房疾患常见症状

乳房疼痛

——不疼不知道，一疼吓一跳

1. 哪些情况会引起乳房疼痛？

日常生活中，身体的一些不正常反应有时是机体病变不容忽视的征兆。在临床诊断当中，乳房的疼痛对乳腺疾病的鉴别有着相当重要的价值。

引起乳房疼痛的原因有很多，例如月经来潮、胸罩过紧、情绪不稳定、内分泌失调、哺乳期乳汁淤积，以及炎症、增生等病变。

2. 引起乳房疼痛的疾病主要有哪几种？

乳房疼痛分为很多种，如胀痛、灼痛、刺痛、搏动性疼痛，甚至延伸至腋下或肩背部的疼痛。乳腺疾病引起的疼痛各有特点。一般来说，病理情况下的疼痛主要来自于炎症和增生。

（1）急性乳腺炎：表现为持续性胀痛或搏动性疼痛，压痛明显，脓肿形成、溃破后疼痛缓解。

（2）浆细胞性乳腺炎：表现为局部隐痛、刺痛，可较快发展为局部明显疼痛，但不剧烈。

（3）局部晚期乳腺癌：表现为持续性烧灼样疼痛；炎性乳腺癌乳房皮肤会有红、肿、热、痛的表现，并伴有压痛。

（4）乳腺增生：可见双侧乳房疼痛或一侧偏重，常于月经来潮前胀痛，月经过后疼痛自行缓解并消失，部分患者痛引腋下或肩背部。

值得注意的是，乳房疼痛多来自非肿瘤性的乳房良性疾病。乳房恶性病变早期往往较少出现疼痛症状，因而对不伴有乳房疼痛的乳腺肿块更应提高警惕。

第二节

乳房肿块
——摸摸更健康

1. 哪些情况会引起乳房肿块?

几乎所有乳腺疾病都可以在乳房内形成肿块。乳房肿块也是乳腺疾病最主要的临床表现之一。导致乳房肿块的原因有多种,包括外伤、炎症、良性增生、良恶性肿瘤、寄生虫等。不同原因所导致的肿块可通过生长部位、生长速度、质地、大小、光滑度、活动度、有无疼痛及是否伴随有区域淋巴结肿大等来区分。

2. 不同疾病导致的乳房肿块如何区分?

一般来说,乳房外伤性肿块质地偏硬,边界不清,或与皮肤粘连，或引起患侧腋窝下淋巴结肿大。炎症性肿块多为疼痛性肿块，伴有红、肿、热、痛等炎症症状。良性增生性肿块常为多发性，可同时累及双侧，但多以一侧偏重，质地柔韧，边界不清，有一定活动度，常在月经前增大而月经后变小，并伴有周期性胀痛或溢液。肿瘤性肿块多为无痛性肿块，质地较硬。

其中，良性肿瘤、恶性肿瘤的肿块区分点主要是：恶性肿瘤生长速度快，表面不光滑，形态多不规则且边界不清，活动度低，多为单一肿块，常伴有患侧腋下淋巴结肿大，且晚期会出现坏死、溃疡出血等情况；良性肿瘤生长速度慢，表面光滑，形态规则且边界清楚，活动度高，且大多为多发肿块。

除了借助各种辅助手段检查肿块外，还可以自行进行早期排查，发现异常后及时寻求专业医治。乳房肿块的自查方法参考本书第三章，此处不赘述。

乳头溢液
——溢出的不一定是乳液

1. 什么是乳头溢液？

乳头溢液是乳腺疾病的主要症状之一。它是指非哺乳期的乳头异常分泌液体，是乳房病三大症状之一，有时是疾病早期的预兆性症状，其原因和性质复杂多样。

2. 乳头溢液分为哪几种类型？

乳头溢液可分为自发溢液和被动溢液、单孔溢液和多孔溢液、单侧溢液和双侧溢液、真性溢液和假性溢液、乳汁性溢液和非乳汁性溢液等。同一种病变可能导致不同性质的溢液，而同种性质的溢液也可以由不同种病变引起。

（1）自发溢液多属于病理性，有较大临床意义，说明乳腺导管内积液较多，并且可能仍在不断分泌。被动溢液是指需要挤压乳晕或乳头部位才有液体流出，说明乳腺导管内积液较少，挤压导致溢液的部位常为病变所在部位。

（2）单孔溢液多见于病理性情况，常反映某一支导管系统的病变。多孔溢液除了见于生理性情况外，也见于病理性情况，常表明病变已涉及多个导管。

（3）单侧溢液多见于病理性或局部病变，而双侧溢液则多见于生理性或全身性病变。

（4）真性溢液指的是溢液出自乳腺导管，而假性溢液则可能出自乳头的炎性渗出或乳头糜烂等。

（5）乳汁性溢液是指非哺乳期持续性的双侧乳头自溢脂样乳液，主要原因是下丘脑功能紊乱、手术创伤、严重精神创伤或长期使用某些镇静药物。非乳汁性溢液分为凝块状溢液、脓性溢液、水样溢液及浆液性、浆液血性和血性溢液。需要注意的是，50岁以上患者若有血性溢液，应先排除乳腺癌。男性患者的乳头溢液无论是血性还是浆液性，均为乳腺恶性肿瘤的表现。临床诊断时，需结合其他症状和体征综合分析，正确诊断。

A. 乳汁性溢液：表现为持续的、非分娩的、双侧自发的溢液，颜色像乳汁，常与闭经同时并发，也可发生于卵巢功能正常的妇女或由某些药物引起。多为丘脑对脑垂体抑制减弱，脑垂体分泌催乳素增加之故。

B. 凝块状溢液：多为稠厚黏性分泌物，乳头及乳晕同时有发红、灼样疼痛、痒和肿块等表现，多发生在乳腺导管扩张症（粉刺样乳腺炎）的患者。

C. 脓性溢液：多见于急性乳腺炎、哺乳期慢性乳腺炎、中心性脓肿或浆细胞性乳腺炎。

D. 水样溢液：溢液稀薄而透明，很少见。一旦发现，常提示恶性病变的可能，为手术治疗的指征。

E. 浆液性、浆液血性和血性溢液：浆液性为淡黄色，浆液血性为粉红色（或棕色），血性为红色或棕色，常见于导管乳头状瘤、纤维囊性增生病、进行性导管扩张症和乳房恶性肿瘤，但偶尔也见于妊娠期显著充血的乳腺。在50岁以上者，常发生于乳腺癌患者。对于浆液性、浆液血性和血性溢液，均应严密观察或尽早行外科手术探查确定诊断。

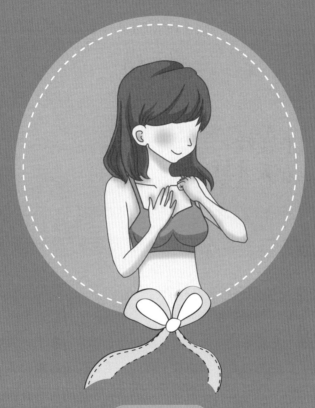

第五章

乳腺有问题，小心子宫和卵巢

子宫好，女人才好

1. 子宫的结构是怎样的？

子宫是壁厚腔狭的孕育胎儿的器官。子宫腔是前后扁的倒三角形裂隙，分为底、体、颈三部，底在上，尖向下，底的两侧角接输卵管子宫口。子宫位于盆腔内，介于膀胱与直肠之间，借韧带、阴道、尿生殖膈和盆底肌等保持其正常位置，下端突入阴道，两侧有输卵管和卵巢。临床上把卵巢、输卵管统称为子宫附件。

子宫壁从外向内由浆膜、肌层和子宫内膜构成。浆膜又称子宫外膜；肌层最厚，肌纤维纵横交错，富含血管；子宫内膜即子宫体的黏膜。子宫内膜在一定的年龄

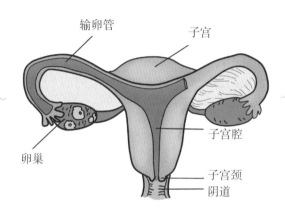

输卵管　　子宫

卵巢

子宫腔

子宫颈

阴道

段内受激素的影响，会周期性脱落并伴有出血，这种出血称为月经。月经期间人的抵抗力下降，因此要注意经期卫生。

2. 常见的子宫疾病有哪些？

（1）子宫内膜癌。子宫内膜癌常见以下早期症状。

A. 白带增多：并非所有的白带增多都是子宫内膜癌的表现，但如果初期为水样白带，后期渐渐转为脓性或脓血性则要及时检查。早期出现白带异常即可到医院检查，如果是子宫内膜癌则可早期发现，及时治疗。子宫内膜癌的早期治愈率比晚期要高很多。

B. 绝经后阴道出血：这是子宫内膜癌一个较突出和典型的症状，早期即可出现。最初的出血是少量的、间歇性的，出血量少于既往的一次月经量，有时甚至很少，仅内裤上有少量血迹，间隔时间几天到数周不等，偶尔几次出血可以间隔更长时间。

（2）炎症。子宫的炎症是盆腔生殖器官的炎症之一，也是妇女比较常见的炎症。子宫的炎症可以局限在一个部位，也可以几个部位同时发病，临床上以后者为多见。子宫的急性炎症还有可能导致弥漫性的腹膜炎及败血症甚至感染性休克等严重后果。

（3）宫颈糜烂。子宫颈分内口和外口。内口上皮是一种纤细且会分泌黏液的红色柱状细胞，外口由粉红色的鳞状上皮覆盖并衬垫着阴道。纤柔的柱状上皮很容易受到感染，当发生长期慢性炎症时，子宫颈外口的鳞状上皮就会被柱状上皮所覆盖。柱状上皮非常薄，如果见到下面的毛细血管及红色间质呈现出红色区，并与周围的鳞状上皮有明显的界线，这就是宫颈糜烂。现在医学上认为宫颈糜烂并不能算作一种疾病，大部分宫颈糜烂都属于生理性改变，只有少部分是由一些妇科疾病导致的。

（4）子宫肌瘤。子宫肌瘤又称子宫平滑肌瘤，是女性生殖器最常见的一种良性肿瘤。多无症状，少数表现为阴道出血、腹部触及肿物及压迫症状等。如果发生肌瘤蒂扭转或红色变性时可引起疼痛，以多发性子宫肌瘤常见。

（5）宫寒。中医认为，宫寒是指妇女肾阳不足，胞宫失于温煦所出现的下腹坠胀、疼痛，得热则缓和，白带多、痛经、月经失调、脉沉紧、舌苔薄白多津为其主要症状。宫寒是中医理论下的病名，不能用西医的具体病名来套，但是西医临床常见的一些妇科急慢性炎症（阴道炎、宫颈炎、子宫内膜炎、附件炎等等）可以以宫寒辨证治疗。宫寒的常见症状：发胖、月经异常、下腹寒冷有时作痛，经期有时错后，色淡而量少，精神较差，平时腰酸腿软，小便较多，月经量少，性欲减退，舌质淡苔白，脉沉。

第二节

卵巢
——卵子的港湾

1. 卵巢是什么样的?

卵巢是成对的实质性器官,位于小骨盆侧壁的卵巢窝内。卵巢呈扁卵圆形,上端接输卵管,并借卵巢悬韧带附着于骨盆侧缘髂总动脉分叉处,下端借卵巢固有韧带连于子宫。卵巢的大小和形状随年龄而异,性成熟期卵巢最大。卵巢为女性生殖腺,有外分泌部和内分泌部,是产生卵子和分泌女性激素的器官。

2. 卵巢的主要功能是什么?

生育年龄妇女除妊娠和哺乳期外,卵巢每个月会发生1次周期性变化并排出卵子，排卵多在月经周期的第14~16天。卵子是由卵巢内卵泡分泌排出的，在数个卵泡的发育中，发育成熟的一般只有1个，因此每个月只有1个卵子成熟。排卵后卵子可存活数小时，在此期间，如卵子进入输卵管并遇到精子即受精成为孕卵（受精卵）。

卵巢就像女性体内的一座"小花园"。在女性小的时候就已成形，里面藏着有许许多多个"种子"，随着女性长大，"种子"也慢慢长大，"种子"靠什么长大呢？"花园"周围的环境——女性身体内部的环境很重要，就像真正的花园，如果没有良好的气候条件，种子是无法茁壮成长的，所以女性健康才能保证"种子"质量好。

另外还需要给"花园"定期施肥，卵巢分泌的雌激素和孕激素（孕酮），就相当于这种肥料。雌激素的主要作用是促进女性生殖器官的生长发育，促进女性第二性征的出现；孕激素的主要作用是促进子宫内膜在雌激素作用的基础上继续生长发育，为受精卵着床做准备。因此，只有适度地"施肥浇水"，"种子"才会更好地生长。

"种子"长大了、成熟了，终于有一天她离开了生养她的"花园"，到了另一个地方——输卵管，等候着精子的到来。

卵子是由卵泡产生的。女婴出生时，每个卵巢内约含75万个原始卵泡，随着年龄的增长，绝大部分原始卵泡逐渐解体而消失。从青春期开始，每月有一定数量的卵泡生长发育，但通常只有一个卵泡成熟（大约经历28天），并且排卵。成熟卵泡的直径可达1厘米左右，突出于卵巢表面。

3. 卵巢囊肿是怎么回事？

卵巢囊肿是卵巢肿瘤的一种，是最常见的卵巢良性肿瘤之一。在临床上，可无任何不适，合并感染时可有小腹疼痛，或者白带增多、颜色发黄、有异味。当囊肿影响到激素分泌时，可出现阴道不规则出血，或体毛增多等症状。体格检查时可在小腹内触及富有弹性而无痛的肿块。较大囊肿易合并蒂扭转而出现剧烈腹痛。

4. 卵巢囊肿患者怎么办？

（1）治疗。卵巢囊肿小于5厘米时可随访观察，大于5厘米时手术摘除，出现蒂扭转等并发症时应急诊手术。卵巢良性肿瘤患者，要切除患侧卵巢肿瘤，手术时一定要检查对侧的卵巢情况，如果对侧也有肿瘤则必须切除，同时做病理检查。卵巢恶性肿瘤患者，手术是首选方法，手术范围要广，一般要切除全子宫、双附件加大网膜。手术后还须进行化疗、放疗。有粘连的肿瘤要钝性及锐性分离，把肿瘤游离，以避免肿瘤破裂。沿卵巢门正常组织处环形切开包膜，钝性剔出囊肿。用细丝线或肠线缝合创面，再次缝合卵巢切缘。

（2）调整生活习惯：①常吃新鲜蔬菜。②戒烟限酒，不要过多地吃咸而辣的食物，不吃过热、过冷、过期及变质的食物。③有良好的心态应对压力，劳逸结合，不要过度疲劳。④加强体育锻炼，增强体质。

乳房、子宫和卵巢的前世今生

乳房、子宫、卵巢之间的关系非常复杂而紧密，因此，若是乳房出现健康危机，一定要留意子宫和卵巢健康。

如果把女人比作"藤"，那么脸就是这个藤上的"花"，子宫与卵巢就是"根"，乳房就是"叶"，"花""叶""根"都是相依相存的。不管是哪一个出了问题，都有可能"花"调零、"叶"脱落、"根"受伤，所谓"牵一发而动全身"。

卵巢维持着女性器官的青春和活力。如果卵巢出了问题，会带来乳腺增生、乳房肿块、更年期提前、闭经、子宫肌瘤、子宫内膜癌、卵巢囊肿、卵巢癌等病症中的一种甚至多种。其中，乳腺增生、子宫肌瘤、卵巢囊肿同时发生在一个人身上的情况很多。其实，乳房、子宫、卵巢的病变首先是基因的问题，其次最重要的起因就是内分泌失衡了。如果雌激素水平持续走高，可能乳腺、卵巢、子宫一系列的病症就会出现了；相反，激素水平低时会导致妇科炎症、更年期提前、闭经等。有部分女性在月经前后或者来月经期间会感觉乳房胀，甚至是胀痛，那是因为人体70%的经络都会从乳房经过，女性的乳房经络与子宫、卵巢的经络相通，因此子宫的变化会影响乳房。

可以这样说，乳房出现病变是女性身体出现问题的一个信号，如果你不在乎，那接下来可能爆发出一系列的问题。关爱自己的乳房，其实也是爱惜自己的卵巢、子宫，不仅能让自己活得美丽，还能为宝宝准备一个健康温馨的居所，以及一汪生命的汩汩源泉。

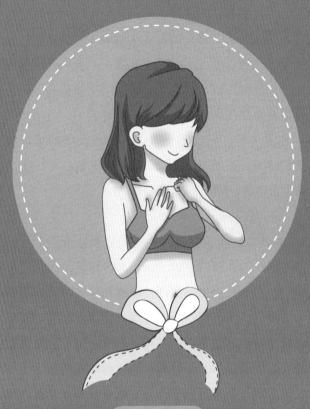

第六章

中医眼中的乳房疾病

发生于乳房部位的多种疾病，在中医统归于乳房疾病范畴，简称乳病。常见的有乳头皲裂（乳头碎）、急性乳腺炎（乳痈）、乳房结核（乳痨）、乳腺纤维腺瘤（乳核）、乳房坏疽（乳发）、乳腺增生病（乳癖）、乳房异常发育症（乳疬）、乳腺癌（乳岩）、乳房瘘管窦道（乳漏）等。男女均可发病，由于女子的生理特点，其发病率远高于男子。《妇科玉尺》说："妇人之疾，关系最巨者，则莫如乳。"

1. 乳房与脏腑、经络、气血有多大关系？

中医学认为乳房的生长、发育和分泌乳汁的功能都和脏腑、经络、气血等的生理功能密切相关，乳房禀赋于先天之精气，受五脏六腑十二经气血津液所养，其生理功能又与月经、胎孕、产育相互联系。因此乳房虽属局部器官，但通过十二经脉和奇经八脉的纵横联系，与内在脏腑形成一个有机的整体，并通过精、气、血、津液的作用完成其功能活动。这种整体观念和现代医学的认识是相符合的。

乳房与肺、肾、心包、肝、胆、脾、胃等脏腑及冲任二脉等均有关系，其中与肝、脾、胃最为相关，其次为冲任二脉。

足阳明胃经行贯乳中；足太阴脾经络胃上膈，布于胸中；足厥阴肝经上膈，布胸胁绕乳头而行；足少阴肾经贯肝膈而与乳相连。冲任二脉起于胞中：任脉循腹里，上关元至胸中；冲脉夹脐上行，至胸中而散。以部位分：女子乳头属肝，乳房属胃；男子乳头属肝，乳房属肾。

2. 在中医看来，乳房疾病是怎么产生的呢？

乳房疾病的发生，主要是由于肝气郁结，或胃热壅滞，或肝肾不足，或痰瘀凝结，或乳汁蓄积，或外邪

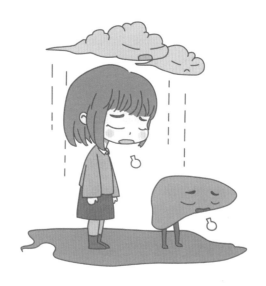

侵袭等，进而影响肝肾、脾胃的生理功能而发生病变。一般而言，感染性乳房疾病多由乳头破碎、感染毒邪，或嗜食肥甘厚味，导致脾胃积热，或情志内伤，肝气不疏，以致乳汁淤积，排泄障碍，久而化热，热腐而成脓肿。肿瘤性乳房疾病，多因忧思郁怒，肝脾受损，气滞痰凝而成。

（1）肝郁胃热：肝气不疏，失于条达，胃经积热，经络阻塞，气血瘀滞，日久化热，致局部红肿热痛，成脓时则剧痛。

（2）肝气郁结：情志不畅，忧思抑郁，致肝气不疏，失于条达，气机不疏则气滞血瘀，肝郁而致脾失健运，则痰浊内生，气滞痰瘀互结而成肿核。

（3）肝肾不足：由于先天不足或后天失于调养，以致肝肾亏损、冲任失调、精血不足，肾精不能涵养肝木，易致肝火上升，火灼津为痰，痰瘀相互结聚而成肿块。肿块的生长与发展，常与发育、月经、妊娠等有关。胀痛常在经前加重。

（4）阴虚痰凝：由于肺肾阴虚，导致阴虚火旺，炼液为痰，痰火循经结于乳房，其所致肿块皮色不变，微微作痛，化脓迟缓，脓水清稀。

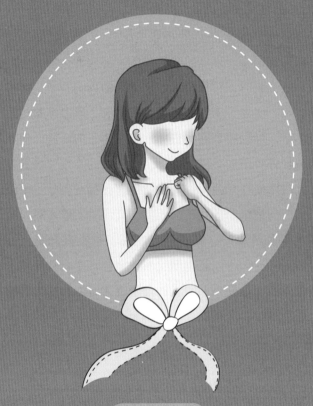

第七章

乳房胀痛，不要慌！

1. 何为乳房胀痛？

许多女性经常感到乳房胀痛，常随月经周期而出现，经前期明显，疼痛位于乳房的上部或者全部，一侧或者双侧。同时，精神情绪也是重要的影响因素，疼痛会随愁怒、忧思、工作过度疲劳及雨天、暑湿等气候改变而加重，经期或者心情舒畅、阳光明媚的时候，症状就会减轻或者消失。经过临床医生长期的观察和研究发现：乳房疼痛往往会导致乳腺增生，乳腺增生是"情绪化"病，与情绪的变化密切相关。乳腺增生是卵巢内分泌功能紊乱造成的，即黄体酮下降、雌激素升高，好发年龄为30~50岁。乳腺增生不一定会转变成乳腺癌，只有极少数中重度不典型乳腺增生者才可能转变为乳腺癌，适当治疗、定期检查，是防止乳腺增生癌变的重要环节。

2. 为什么月经前期会出现乳房胀痛？

随着月经周期的变化，乳腺也像子宫内膜那样有周期性的变化，经前期即经前增生期，指月经来潮前7~10天，主要是乳腺的增殖性改变，表现为乳腺管的扩张，乳腺管周围结缔组织增生、水肿，因而使乳腺变大且胀、质韧，触之呈小结节状，同时有轻度的疼痛和压痛，这就是经前乳房胀痛的原因。月经开始时至经后7~8天，上述改变日趋退化、复原，乳房胀痛会减轻或消失。如果遇到经前期乳房胀痛有以下办法：

（1）注意休息，不吃生冷刺激性食物。

（2）洗头尽量在中午洗，洗完头立即吹干。

（3）注意保暖，少吹冷气，在冷气房里多穿衣服，尤其要保护下腹，避免受凉。

（4）忌喝冷饮，因为喝冰水会让月经无法顺利排出，也会造成乳房疼痛。

（5）充分休息，进行适当的运动，如散步、慢跑等，但要避免剧烈运动。

（6）心情保持平和舒畅，不要太情绪化。

（7）可以热敷乳房，进行适当的按摩，以缓解疼痛。

（8）如果反复剧烈疼痛，应尽快去看医生，避免延误病情。

3. 乳房胀痛在什么人群中易发？

乳房胀痛发病年龄多在25~45岁。城市妇女的发病率高于农村妇女。社会经济地位越高、受教育程度越高、月经初潮年龄越早、初次怀孕年龄越大的妇女越容易发病，未哺乳和绝经迟的妇女都是本病的高发人群。

当然乳房胀痛并非女性专利，有少数男性也会出现乳痛症状。

（1）青春期胀痛。

青春期女孩是最早出现乳房疼痛的人群，一般在9～13岁多发。因为此时女孩乳房开始发育，先是乳头隆起，乳头下的乳房组织出现约豌豆到蚕豆大的圆丘形硬结，有轻微的胀痛。初潮后，乳房的疼痛会随着乳房的发育成熟而自行消失。

（2）经前乳房痛。

超过一半的妇女在月经来潮前有乳房胀满、发硬、压痛。重者乳房受轻微震动或碰撞即可胀痛难受，原有的颗粒感或结节感更加明显。这是由于经前体内雌激素水平增高，乳腺增生、乳腺间组织水肿引起的。月经来潮后，上述变化可逐渐消失。

（3）孕期胀痛。

一些妇女在怀孕后40天左右，由于胎盘、绒毛分泌大量雌激素、孕激素、催乳素，使乳腺增生，乳房增大，从而产生乳房胀痛，重者可持续整个孕期，应该及时检查来排除乳腺炎的可能。

（4）产后胀痛。

通常发生在产后3～7天，表现为双乳胀满、硬结、疼痛。这主要是乳腺淋巴潴留、静脉充盈和间质水肿及乳腺导管不畅所致。产妇切记尽早哺乳。有硬结时可在哺乳前热敷并按摩硬结，也可用吸奶器吸引乳汁，促使乳腺导管通畅。

（5）人工流产后胀痛。

人工流产的妇女会出现乳房胀痛，并可触及肿块。这是由于妊娠突然中断，体内激素水平急骤下降，使刚刚发育的乳腺突然停止生长，造成乳腺肿块及乳房疼痛。

（6）性生活后乳房胀痛。

这与性生活时乳房的生理变化有关。性欲淡漠或者性生活不和谐者，因达不到性满足，乳房的充血、胀大就不容易消退，或消退不完全，持续性充血会使乳房胀痛。

4. 乳房胀痛的分型与预后是怎样的？

中医对乳房胀痛的认识是从整体观念出发的。中医把人体当作是一个运行的小宇宙，各个脏腑就像运行的星球一样，相互吸引或相互排斥。如果某一个脏腑出现问题，就会打破这种健康的平衡，出现身体的不适。具体而言，中医将乳房胀痛分为以下几种证型。

（1）肝郁气滞证：这类妇女大部分都有情绪不畅的病史或生活压力过大，除了乳房乳头胀痛不可触摸外，还伴烦躁不安、胸闷、易怒、月经夹血块且色黑、性生活不协调等。治疗宜调肝理气和胃，常用药有郁金、佛手、白芍、青皮、白术、麦芽、路路通等。

（2）肝郁脾湿证：常见的症状有经前乳房胀痛、触痛明显、下腹胀痛伴下坠感、胃口不好、四肢无力、易腹泻、平时白带多、月经量多色淡等。治疗要健脾利湿行气，常用药有茯苓、白术、薏苡仁、厚朴、合欢皮等。

（3）肝肾阴虚证：这类妇女除了乳房胀痛外常会烦热、睡眠不宁、头痛眩晕、手足心热、口唇色红、身体瘦弱吃不胖、腰酸、膝无力等。治疗宜滋肾养肝，常用药有沙参、麦冬、生地黄、香附、白芍、丹参、泽兰等。

（4）冲任失调证：多见于中年妇女，乳房肿块月经前加重，经期后减缓，伴有腰酸乏力，精神不好，月经失调，量少色淡或闭经，舌苔淡白，脉象沉细。妇女以肝血为重，肝血滋养心神，贯穿于妇女的一生——月经、白带、乳房、分娩、孕胎均与肝有关，所以肝血尤为重要。但是妇女容易生闷气，情绪波动比较大，这就

会影响肝的功能。心情郁闷久了，就会造成中医所说的
"肝气郁结"，久而久之，郁久化火，就会损伤精血和
津液，出现各种妇科疾病。

5. 乳房胀痛该如何自检？

（1）对镜自照法。

面对镜子，两手叉腰，观察乳房的外形。然后再
将双臂高举过头，仔细观察两侧乳房的形状及轮廓有无
变化，乳房皮肤有无红肿、皮疹、浅静脉怒张、皮肤褶
皱、橘皮样改变等异常，观察两乳头是否在同一水平线

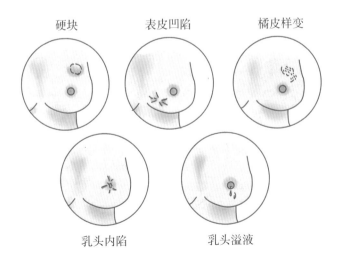

硬块　　　　　　表皮凹陷　　　　　　橘皮样变

乳头内陷　　　　　　乳头溢液

上，是否有抬高、回缩、凹陷，乳头有无分泌物溢出，乳晕颜色是否改变。最后，放下两臂，双手叉腰，两肘用力向后，使胸部肌肉紧绷，观察两侧乳房是否等高、对称。

（2）淋浴检查法。

淋浴时皮肤湿润，更容易发现乳房问题。方法是用一手指指端掌面慢慢滑动，仔细检查乳房各个部位及腋窝是否有肿块。如发现异常，应及时就医，从而达到早期发现、早期诊断、早期治疗的目的。

（3）平卧触摸法。

平躺，左臂高举过头，并在左肩下垫枕头，使左侧乳房变平。将右手四指并拢，用指端掌面检查乳房各部

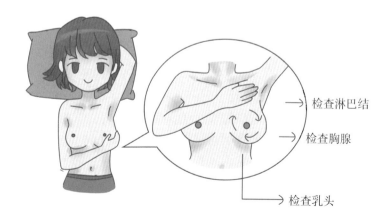

检查淋巴结
检查胸腺
检查乳头

位是否有肿块或其他改变。用右手三指（食指、中指、无名指）指腹缓慢、稳定、仔细地触摸乳房，在左乳房做顺时针或逆时针方向移动检查，从乳房外围起至少三圈，直至乳头。也可采用上下或放射状方向检查，但应注意不要遗漏任何部位。同时，一并检查腋下淋巴结有无肿大。最后，用拇指和食指轻轻挤压乳头，观察有无溢液。如发现有混浊的、微黄色或血性溢液，应立即就医。

6. 乳房胀痛怎么调理？

乳房胀痛并不是一天两天的事情，想要解决也需要循序渐进。不仅要注意生活上的方方面面，还需要正确调理自己的心情。心定神定，精神内守，病安从来？

（1）饮食。

与生活最密切相关的就是饮食。饮食需要均衡，应该多吃低脂肪、高纤维的饮食，少吃油炸、高热量、高脂肪食物。少吃辛辣刺激性、生冷食物，多吃富碘食物如紫菜、海带等海产品，以及蔬菜、水果、豆制品、菌类、木耳和粗粮等。同时，不吸烟、不酗酒也是减少乳房胀痛的方法。

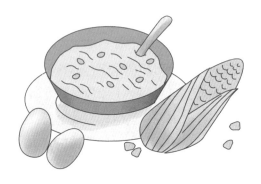

（2）热敷。

热敷是一种比较传统的中医治疗方法，可以使用暖水袋或者是热毛巾等来缓解乳房的胀痛。如果需要采取冷疗的办法，还可以通过冷热交替来消除乳房的胀痛，具体操作需遵从医嘱。

（3）正确穿戴胸罩。

穿戴胸罩要保持合适的松紧度，以减轻乳房的不适感。

（4）经常按摩乳房。

轻轻按摩乳房，可使过量的组织液回到淋巴系统，以减轻胀痛。按摩时，先将肥皂液涂在乳房上，沿着乳房表面旋转手指，范围约一个硬币大小。然后用手将乳头压入再弹起，这对防止乳房胀痛有极大的好处。

（5）保持乐观心态。

注意平时尽量不要生气，因为生气容易导致体内激素失衡，这会诱发乳房刺痛、胀痛，最终引起其他乳房疾病爆发。

每个人都会生气，中医认为怒伤肝，是导致乳房胀痛的一大因素。那么该如何缓解怒气呢？下面介绍几个有养肝理气作用的穴位。

A. 太冲穴。太冲穴位于足背侧，第一、二趾骨的骨缝之间，向后约三横指宽处凹陷中。太冲穴最适合那些爱生闷气、郁闷、焦虑、忧愁难解的人。头昏脑涨时，按摩太冲穴让人神清气爽；有气无力时，按摩太冲穴能

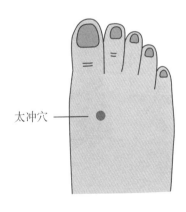

太冲穴

帮助补足气血；心烦意乱时，按摩太冲穴可志定神安；怒气冲天时，按摩太冲穴可使人心平气和。应用此穴时，在双侧穴位上用拇指指端用力按揉，以局部产生较强的酸胀感为宜，每次按揉3~5分钟。

B. 角孙穴。角孙穴位于人体的头部，折耳郭向前，耳尖直对的发际处即是。按摩角孙穴可疏肝治头痛，对着急生气后两肋胀痛、乳房胀痛的人亦有益。

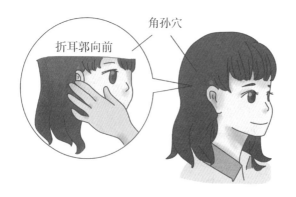

角孙穴

折耳郭向前

C. 风池穴、太阳穴。风池穴在项部，当枕骨之下，与风府穴（在项部，当后发际正中直上1寸，枕外隆凸直下，两侧斜方肌之间凹陷中）相平，胸锁乳突肌与斜方肌上端之间的凹陷处。

太阳穴在颞部，当眉梢与目外眦之间，向后约一横指的凹陷处。按压这些穴位能起到明目醒脑、舒缓疲劳和焦虑的养生保健作用。

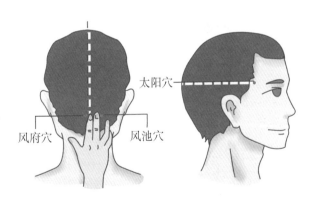

D. 膻中穴。膻中穴位于两乳之间，有宁心神、除闷、缓急止痛的养生作用。按摩时用大拇指腹稍用力揉压穴位，每次揉压5秒，休息3秒。

如果是单纯的按摩，手法以点按、揉、推为主，若配合针灸治疗，效果更佳。闲暇时，自己在家也可按穴保养，但因讲究推按力度，所以最好请专业医师指导。

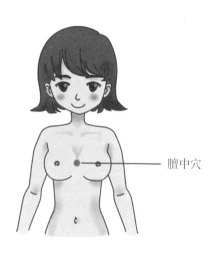

膻中穴

7. 如何利用食疗缓解乳房疼痛？

（1）乳腺增生导致的乳房疼痛。

A. 食疗原则：①宜进食富有营养、低脂肪、易消化的食物，如牛奶、水果汁、面条、鸡蛋汤等。②宜进食富含维生素、无机盐和纤维素的食物，如谷类、新鲜蔬菜、新鲜水果及蛋黄等。③宜进食豆类及其制品，如黑豆、黄豆等。

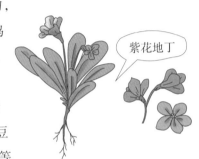

紫花地丁

④宜进食具有疏肝理气、化痰散结作用的食物，如丝瓜、陈皮、海带等。⑤宜进食具有调理冲任作用的食物，如当归、赤芍、金橘叶等。

B. 具体食谱推荐：

玉米丝瓜络羹：玉米100克，丝瓜络50克，橘核10克，鸡蛋1个。前三物加水熬1小时，起锅前加入鸡蛋、水淀粉、冰糖调匀服用，每周两次。

海带生菜煲：海带100克，生菜100克。用清水先煲海带30分钟，起锅前放入生菜，加入姜、葱末及香油，每日1次。

凉拌芹菜海带：海带100克，芹菜100克。海带、芹菜焯熟，捞盘中加入姜、葱末及香油，每日1次。

（2）乳腺炎导致的乳房疼痛。

A. 食疗原则：①宜进富有营养、易消化的清淡的食物，如牛奶、米汤、藕粉等。②宜进食富含优质蛋白质的食物，如鸡肉、瘦肉、鸡蛋等。③宜进食高热能食物，如甜薯、土豆、苹果等。④肝气郁结者宜进食萝卜、陈皮、玫瑰花、佛手等。

B. 具体食谱推荐：

清热解毒药膳：蒲公英50克，金银花、紫花地丁各30克，粳米100克，白糖20克。将中药浸泡1小时后，煎煮2次，然后将药汁加入粳米中，再加适量的水，加白糖煮成粥。

丝瓜炖豆腐：丝瓜150克，豆腐100克，加水同煲20分钟，起锅前放入姜、葱、香油，每日食用1次。

（3）乳腺癌导致的乳房疼痛。

A. 食疗原则：①宜进食多样化平衡饮食，细粮与杂粮搭配，多吃富含维生素多的食物，包括玉米、胡萝卜、瘦肉、紫菜、海鱼、动物肝脏等。②宜进食具有抗乳腺癌作用的食物，如海马、海带、芦笋等。③宜进食具有增强免疫力、防止肿瘤复发作用的食物，如桑薯、大枣、山药、香菇等。④宜进食具有化痰、软坚散结功能的食物，如冬瓜、蘑菇、猴头菇、番茄、山楂、橘子等。

B. 具体食谱推荐：

芋头250克，凉水浸泡片刻，洗净外皮，放在饭上或隔水蒸熟。每日分早、晚两次食用。适用于各期乳腺癌，容易腹痛的人不宜多食。

青橘皮20克，水煎饮服。每日1剂，连饮数日，适用于乳腺癌初起见乳胀胁痛。心烦易怒、面红者不宜饮用。

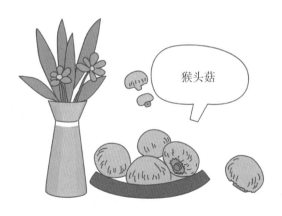

猴头菇

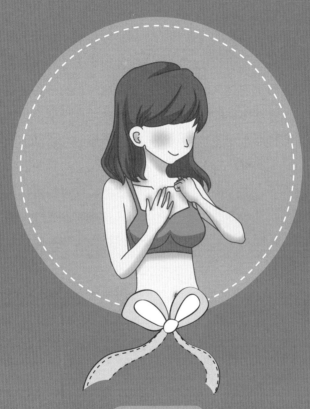

第八章

乳腺增生怎么办？

1. 何为乳腺增生？

乳腺增生又称乳腺结构不良，是以腺泡上皮、导管上皮及纤维结缔组织中的一种或多种增生为主要病理改变，以乳房出现肿块和胀痛为主要临床表现的一种乳房病变，是乳腺组织的非炎性也非肿瘤性的良性增生性疾病。它的特点是单侧或者双侧的乳房疼痛并且逐渐形成肿块，乳痛和肿块与月经周期和情绪变化息息相关。肿块大小不等，形态不一，质地不硬，活动度比较好。乳腺增生是女性最常见的乳房疾病，其发病率占乳腺疾病的首位。乳腺增生可以发生于青春期后任何年龄段的女

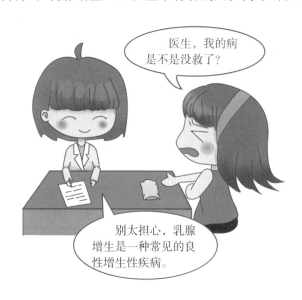

性，近些年来该病发病率呈逐年上升的趋势，发病年龄
也越来越低，以30～50岁的中青年妇女最为常见。

乳腺增生中医称为"乳癖"，多由肝郁气滞、肝
火旺盛、气滞血瘀、气血两虚所致，在治疗上应以疏肝
理气、调摄冲任为主。中医认为，经脉是人体内气血运
行的通道，在十二正经中，足厥阴肝经循行于两胁。如
果长期生气、发怒易致肝气不疏，郁久则会伤肝。而气
机郁滞，蕴结于乳房脉络，则可致经脉阻塞不通，不通
则痛，从而出现乳房疼痛。肝气郁久化热，灼津为痰，
加上肝郁气血运行失常，气滞痰凝血瘀结成块，则可见
乳房肿块。乳房疼痛与乳房肿块是乳腺增生病的两大主
症。患者多表现为忧郁寡欢、心烦易躁，肿块可随情绪
的波动而变化，经前症状严重，经后症状缓解，可伴有
两胁胀闷、气虚疲惫等症状。

2. 乳腺增生有哪些常见症状？

（1）乳房不时感到疼痛，其中包括胀痛、隐痛等各
种疼痛的感觉。

（2）乳房有肿块，根据个人的患病程度，乳房肿块
的大小、软硬等均有一定的差别。

（3）少数患者可出现乳头溢液，为自发溢液。

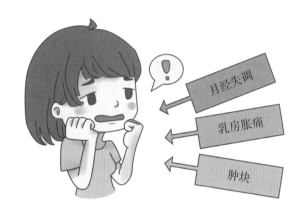

（4）乳房某些部位不光滑，触摸的时候会有颗粒的感觉。

（5）月经失调，可兼见月经前后不定期，量少或色淡，或伴痛经。

（6）患者常有情志不畅或心烦易怒，每遇生气、精神紧张或劳累后症状加重。

3. 乳腺增生是怎么发生的？

总的来说，乳腺增生的发生是综合性的结果，主要受以下几方面因素的影响：

（1）内分泌功能失调。

乳腺在内分泌激素，特别是雌激素、孕激

素的作用下，随着月经周期的变化，会有增生和复旧的改变。由于某些原因引起内分泌激素代谢失衡，雌激素水平增高，则可出现乳腺组织增生过度和复旧不全，经过一段时间以后，增生的乳腺组织不能完全消退，就形成了乳腺增生。

（2）不良情绪的影响。

乳腺增生多发于30～50岁的女性，这可能与这个年龄段女性面临生活和工作的双重压力等因素相关，长期精神紧张、抑郁、爱生气的女性患乳腺增生的可能性较高。

（3）不良生活习惯。

长期熬夜、性生活不和谐、高龄不孕、多次人工流产、饮酒和吸烟等原因可影响乳腺正常、有周期的生理活动而诱发乳腺增生。同时女性佩戴过紧的胸罩、穿过紧的内衣也可能导致乳腺增生。

（4）不合理的饮食及保健习惯。

长期的饮食结构不合理、脂肪摄入过多也是导致女性出现乳腺增生的原因。同时，长期服用含有雌激素的保健品、避孕药也会导致女性内分泌功能失调而出现乳腺增生。

4. 乳腺增生有何危害?

（1）主要危害是产生乳房疼痛等不适，严重的患者还可出现持续性的疼痛。

（2）导致月经不调，以及月经不调带来的种种危害。

（3）应警惕癌变的可能性。虽然乳腺增生的癌变概率很小，绝大部分乳腺增生是不会发生癌变的，但是毕竟乳腺增生与癌变还是有一定的关联，因此如果症状长期不缓解甚至加重，就要及时就医检查。

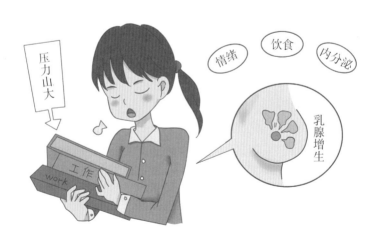

5. 不同年龄的女性发生乳腺增生各有什么特点?

未婚女性、已婚未育及尚未哺乳的妇女,其主要症状为乳房胀痛,可同时累及双侧,但多以一侧偏重。月经前乳房胀痛明显,月经过后即见减轻并逐渐停止,下次月经来前疼痛再度出现。

35岁以后的妇女主要症状是乳房肿块,疼痛较轻,且与月经周期无关。用手触摸乳房可摸到大小不等、扁圆形或不规则形、质地柔韧的结节,边界不清楚,与皮肤及深部组织无粘连,可推动。

45岁以后的妇女常表现为单个或多个散在的囊性肿物,边界清楚,多伴有钝疼、胀痛或烧灼感。绝经后妇女乳房腺体萎缩,囊性病变更为突出。

6. 哪些女性容易得乳腺增生?

以下几类人群是乳腺增生的高危人群。

(1)高龄未婚、初产年龄过大:高龄未婚和初产年龄过大的妇女发病率高于适龄婚育的妇女。

(2)多次流产:因为怀孕6周时,胚胎绒毛分泌的雌激素和孕激素会刺激乳腺增生,若多次做人工流产,增生的乳腺组织不易萎缩,更难恢复原状。

(3)长期情绪不良:有情绪焦虑、紧张不安、易怒等个性的妇女，因经常处于心境恶劣的状态，故而可导致丘脑-垂体-卵巢轴功能紊乱，造成雌激素偏高、孕激素不足，引起乳房结构的紊乱，容易发生乳腺增生。

7. 乳腺增生该如何自检？

（1）脱去上衣，面对镜子望诊。

一望两侧乳房大小是否相同，二望两侧乳房颜色是否正常，三望两侧乳头是否水平，四望两侧乳房皮肤粗细程度（如有无酒窝征和橘皮征）。

（2）望诊后触诊，左右交替。

平卧在床上，背部垫一小枕头，一手上臂高举过头，让乳头平摊在胸前壁上，另一只手3～4个手指并拢，以平行方向触摸乳房，动作宜轻柔。检查时的顺序按顺时针方向进行。可将乳房分为5个区域，以乳晕部为中心，乳晕的内上、外上、外下、内下方依次称为内上象限、外上象限、外下象限和内下象限。检查时从内上象限开始，依次检查外上象限、外下象限、内下象限，然后是乳晕部，最后检查腋窝部。

（3）表面分泌物检查。

平时注意内衣上有无浆液性或血性分泌物污渍，定期自我检查乳头有无溢液。

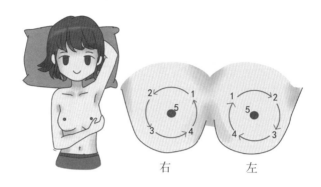

右　　　左

（4）检查时间。

最好是每月检查一次，一般月经来潮的第十天左右是检查乳房的最佳时间，此时雌激素对乳腺的影响最小，乳腺处于相对静止状态，此时乳腺的病变或异常容易被发现。绝经后的妇女，由于体内雌激素减少，受内分泌激素的影响也小，因而可随意选择自己的检查时间，但最好每半年到医院乳腺专科找医生检查一次。

8. 乳腺增生会癌变吗？

在乳腺癌高发的今天，越来越多的乳腺增生患者担心自己会"中招"。

乳腺癌的危险因素主要有以下几种：①激素

的水平及活性。②遗传因素。亲属患癌的人数越多或者患癌的年龄越小，危险系数越高。③既往有良性的乳腺疾病会使患乳腺癌的风险增大。④环境因素、精神因素等。大城市的发病率要明显高于小城镇和农村。

在临床上，乳腺增生可根据临床症状分为乳腺小叶增生和乳腺囊性增生。又可具体分为五型：纤维增生型（生理性）、纤维囊性混合型、囊性增生型、纤维腺瘤、不典型增生。

值得一提的是，乳腺癌不可能突然发生，必定有癌前阶段。癌的发展可分为正常、增生、非典型性增生、原位癌、浸润癌等五个阶段。癌是在非典型性增生的基础上发生的。各阶段是连续性渐进过程，也是由量变到质变的过程。各阶段间隔时间不相等，长者可达几年、十几年。

乳腺增生多为单纯性增生，是可逆性病变，甚至发展到不典型增生时仍为可逆性。研究表明，乳腺囊性增生的癌变率为1%～6.5%，如果伴有Ⅲ级不典型增生，其癌变率会大大增加。乳腺囊性增生是区别于单纯性增生及乳腺腺病的一种增生类型，其以乳腺小叶、小导管及末梢导管高度扩张而形成的囊肿为主要特征，同时伴有一些其他结构不良病变，乳房内出现的肿块多为弥漫性增厚。它与单纯性增生的区别在于其可以发生不典型增生，存在癌变的危险，应视为癌前病变。

当然，癌前病变并非全部会发展为癌，不典型增生仍属可逆性病变，部分可转为正常，只是发展成癌的机会增加。上皮组织有明显增生或不典型增生的囊性增生患者，发生乳腺癌的危险比一般妇女高，应定期检查。

因为乳腺增生多数为单纯性增生，有自限性，属于生理性变化的范畴，症状可以在结婚、生育、哺乳后明显改善或消失，所以多数乳腺增生患者不需要药物治疗。个别症状重者，可采用中、西医治疗。对于确诊为囊性增生者，如果排除恶性肿瘤，则可不必进行肿块切除或乳腺切除术，但应定期复查，严密观察，一般每年检查3~4次。

虽然极少数的乳腺增生可以发生癌变，但也不必紧张，只要提高警惕，定期去医院检查，及早发现癌前期病变，及时处理，就可以防患于未然。若出现以下4种情形就需要警惕了。

（1）出现异常肿块：表现为肿块质地较硬，一般为不规则的球形，边界清晰，表面有结节感，活动度差，久治不愈。

（2）乳头溢液：伴有乳头血性溢液时要警惕。

（3）疼痛：大多数乳腺癌并没有疼痛，只有1/3的乳腺癌患者有不同程度的隐痛或者刺痛。

（4）腋窝淋巴结肿大：是乳腺癌最多见的淋巴转移，因腋窝淋巴结大多深在脂肪组织中，早期不易触及。

女性患者良好的乳腺自检习惯和正规的体检相结合，是早期发现乳腺癌的最佳途径。一般情况下，20～40岁的女性每3年、40岁以上者每年应做一次乳腺检查，50岁以上者每年还可做一次乳腺X线检查。如果乳腺内有久治不愈的肿块，一定要提高警惕，不要认定它是乳腺增生而置之不理，有时会错把乳腺癌当成乳腺增生而延误治疗，从而失去最佳治疗时机。

9. 乳腺增生有哪些治疗方法？

乳腺增生是由于身体内分泌功能紊乱造成的，乳房疼痛轻者，可调节心理，缓冲压力，疼痛重者可进行中医中药治疗，定期复查。

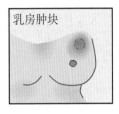

乳房肿块

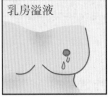

乳房溢液

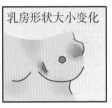

乳房形状大小变化

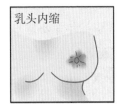

乳头内缩

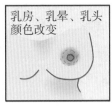

乳房、乳晕、乳头
颜色改变

乳腺癌的
早期变化

（1）针灸疗法。

针刺取穴以屋翳、膻中、合谷、足三里为主穴。肝
气郁结者配太冲，肝肾阴虚者配太溪，伴有月经不调者
配三阴交，伴胸闷困痛者配外关，气血虚者去合谷加足
三里、脾俞或气海等。

（2）推拿治疗。

治疗乳腺增生，如果在内服药物的同时，配合手法
按摩，则既可提高疗效，又可疏通经络、调和气血、消
肿止痛，从而起到局部和全身综合治疗的效果。①用食
指按揉乳房结块疼痛同侧的行间穴和太冲穴各120次。

②用力重按内庭穴及地五会穴各5分钟，并顺时针方向按5分钟。③自乳头向下直按推至期门穴36次，并在期门上轻轻点揉72次。

（3）物理疗法。

有学者认为磁疗能疏肝理气，活血养血，软坚散结，最终促使增生状态的乳腺组织恢复正常，疼痛消失。可用磁片贴于乳根、归来、中极等穴和肿块痛点处治疗乳腺增生，微波治疗可通过电磁波的热效应作用，使局部组织血管扩张，血液循环加速，组织细胞膜的通透性增加，组织代谢加快，白细胞吞噬作用加强，从而起到活血化瘀、软坚散结、消肿、消炎止痛等作用。

（4）药物敷贴。

通过外敷给药，药物的有效成分可通过皮肤吸收而直接作用于乳房肿块，从而发挥局部通络止痛、消肿散结、活血祛瘀的作用。所敷药物常用的有膏药、油膏、箍围药、掺药等。

（5）口服中药治疗。

中医认为乳腺增生始于肝郁，而后血瘀痰凝成块，治宜疏肝理气、活血化瘀、软坚散结，柴胡、白芍、香附、橘叶、丹参为中医处方中的常用药。还可服用中成药，如散结灵、乳块消、乳宁、乳康片、逍遥散或丹栀逍遥散（加味逍遥散）等。

10. 乳腺增生如何预防?

中医讲究治未病，因此乳腺增生也需要提前预防。

（1）建立良好的生活方式，调整好生活节奏，保持心情舒畅。广大女性朋友应培养乐观、开朗的个性，即使在复杂的社会环境中，也应尽量做到放下包袱，笑对人生，保持乐观放松的心态。长期保持良好心态，已增生的乳腺也会逐渐复原。坚持体育锻炼，积极参加社交活动，可避免和减少精神、心理紧张。

（2）学习和掌握乳房自检方法，养成每月1次的乳房自检习惯。

（3）积极参加乳腺体检。

（4）优化饮食，适当控制脂类食物的摄入，减少食用油炸食品、动物脂肪，忌食辛辣刺激性食物，少喝咖啡，多吃新鲜蔬菜和水果。

（5）适时婚育。妊娠、哺乳对乳腺功能有生理性调节的作用，对乳腺是有利的。生育过晚或哺乳少的女性易患乳腺增生。

（6）远离激素：乳腺是雌激素的靶器官，长期摄入含有雌激素的食品或药品，可使乳腺增生程度加重。故应避免摄入此类药品和食品，不要自行服用蜂胶、蜂王浆、花粉等含性激素的保健品，不要滥用避孕药等含有性激素成分的药品，避免使用含有性激素的美容产品。

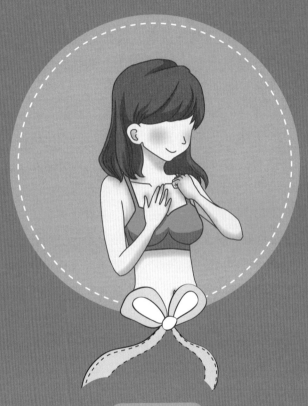

第九章

乳腺炎，其实很常见

1. 何为乳腺炎？

乳腺炎是女性常见的疾病，根据病因的不同可以分为急性化脓性乳腺炎、乳晕旁瘘管、浆细胞性乳腺炎等，其中最常见的是急性化脓性乳腺炎。

急性化脓性乳腺炎常发生于哺乳期，特别是初产妇产后1~2个月内，故又叫急性哺乳期或产褥期化脓性乳腺炎，中医称为"乳痈"。初产妇急性乳腺炎的发病率高达2%~4%，比经产妇多1倍。主要因乳汁淤积伴发细菌感染而发病，呈急性炎症表现，初期症状主要是乳房胀痛，局部皮肤红、肿、热、痛，出现明显的边界不清的硬结，有触痛。早期可以手法排乳、中药治疗，化脓以后则需要切开引流。发病后不仅产妇本人痛苦异常，而且不能继续哺乳，影响婴儿的健康，所以要从妊娠后期开始预防。做好产褥期保健，急性乳腺炎是可以预防的。

2. 乳腺炎是怎么引起的？

乳汁淤积是细菌感染的前奏和基础。乳汁过多、排乳不畅，乳汁可淤积成块。淤积的乳汁是细菌最好的培养基。乳汁淤积多由哺乳经验不足或方法不当所致，致病菌多为金黄色葡萄球菌，少数为溶血性链球菌，它们通过乳头皮肤破损处或输乳管侵入乳腺实质，大量繁殖

破坏乳腺组织，形成多房性脓肿。乳头发育不良、乳头
凹陷、乳头内翻或分裂时，可因乳腺导管排乳不通畅造
成乳汁淤积。哺乳时间过长、小儿"含乳而睡"，致使
乳头表面糜烂，或小儿咬破乳头，均可造成细菌由破口
而入，或因感冒、咽炎，细菌经血行到达淤积的乳汁内
大量繁殖，进而化脓。

　　产后妇女体质虚弱，免疫力下降，包裹太严、出汗
较多、清洗不够，造成乳房局部潮湿，也为细菌的生长
繁殖提供了温床。哺乳期乳房受挤压、撞击等外伤也容
易诱发乳腺炎。

　　急性乳腺炎的临床表现可以分为三期或三个阶段。

　　一期，称为瘀奶肿块期或红肿期。主要表现是乳
房的某一部分，通常是外上或内上象限突发肿硬胀痛，

一期：红肿期

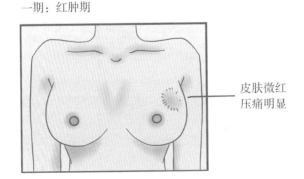

皮肤微红
压痛明显

边界不清，多有明显的压痛。此期乳房内部的炎症呈蜂窝织炎阶段，尚未形成脓肿。乳房皮肤的颜色正常或微红，或有微热。若有乳头皲裂，哺乳时会感觉乳头像针扎一样疼痛，乳头表面可见一两个小脓点或很小的裂口。

二期，即脓肿形成期。蜂窝织炎阶段未能及时消散，炎症继续发展，组织坏死，脓肿形成在所难免。表现为肿块逐渐增大变硬，疼痛加重，多为搏动性跳痛，甚至持续性剧烈疼痛，乳房局部皮肤发红、灼热，全身壮热不退，口渴思饮，恶心厌食，同侧腋窝淋巴结肿大等。红肿热痛2～3天后，肿块中央渐渐变软，有波动感，中心红肿发亮，皮肤变薄，周边皮肤大片鲜红。穿刺可吸出脓液。此期脓肿已成，保守治愈的时机已过。

二期：脓肿形成期

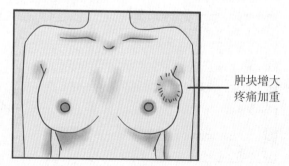

肿块增大
疼痛加重

三期，即脓肿溃后期。脓肿成熟时可自行破溃，或手术切开排脓。如果引流通畅，则局部肿消痛减，体温正常，经过换药，大约一个月内创口逐渐愈合。如果溃后脓出不畅，肿势不消，疼痛不减，身热不退，那就是引流不畅，经久不愈转成慢性乳腺炎，会形成乳瘘，即有乳汁伴脓液混合流出。

三期：脓肿溃后期

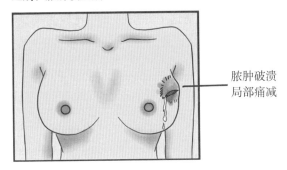

脓肿破溃
局部痛减

如急性炎症未能及时控制，数天后迅速发展形成脓肿，局部穿刺抽到脓液即可确诊。但是，应该注意急性乳腺炎与炎性乳腺癌的鉴别：

（1）急性乳腺炎初起多发生在乳腺某一区段，而炎性乳腺癌细胞广泛浸润皮肤网状淋巴管，所以病变累及大部分乳房，且皮肤呈橘皮样外观。

（2）炎性乳腺癌乳房内可触及巨大肿块，皮肤红肿范围甚广，但局部压痛及全身中毒症状均较轻，经穿刺细胞学检查，可找到癌细胞确定诊断。

3. 哪些女性容易得乳腺炎？

（1）处于青春期的女性。

青春期是女性的内分泌功能比较旺盛的时期，但是很多女性的乳房也会比较容易受到雌激素的影响，患上乳腺疾病。还有就是这个时期的女性比较爱美，喜欢穿一些紧身的衣服，这也是导致乳腺炎发生的原因。

（2）处于妊娠期的女性。

女性在妊娠期间也比较容易患上乳腺炎，在妊娠后4个月的时候，更容易患乳腺炎，主要是由于乳头、乳晕的皮脂有少许分泌物溢出，这些分泌物容易造成细菌的繁殖，还会刺激女性的皮肤，导致红肿等。为了避免这些情况的发生，应该在妊娠期常用温水清洁乳头；乳头内陷者，可洗后轻柔按摩提拉。亦可用75%的酒精擦洗乳头。

（3）处于哺乳期的女性。

处于哺乳期的女性很容易患乳腺炎，主要就是由于哺乳期，婴儿的吸吮容易导致乳头破裂，这就给细菌

带来了可乘之机。所以这个阶段的女性应该注意乳头的
清洁，也要避免当风露胸喂乳。最好养成定时哺乳的习
惯，每次哺乳应将乳汁吸空，防止乳汁淤积。还应该注
意婴儿口腔清洁，及时治疗婴儿口腔炎症，不可让婴儿
含着乳头睡觉。

4. 乳腺炎应该如何检查？

急性乳腺炎一般在临床上经过望、触诊即可做出诊
断。最常用的化验方法是血常规检查，可见白细胞或中
性粒细胞升高。彩超检查可判断脓腔位置与大小。穿刺
或切开时要取少量脓液做细菌培养加药敏试验，为应用
抗生素提供指导。

5. 患急性乳腺炎时可以继续哺乳吗？

如果乳腺导管受压不太畅通，造成乳汁潴留，细菌
就会进入乳房内，进而发生炎症。因此吃不完的母乳必
须及时挤出来，保持乳腺导管的通畅。通常，如果患有
乳腺炎的妈妈出现全身反应，则患侧的母乳最好不要给
孩子吃，但一定要排净。平时，不要用手挤压乳房，也
不要让孩子压到乳房，尤其应注意晚上睡觉时不要压到
乳房，以免造成腺管不通，使炎症往深部发展。

得了急性乳腺炎后，如果症状不太严重，则应坚持哺育，不要停止母乳喂养。因为停止哺乳不仅影响婴儿健康，还会增加乳汁淤积的机会。所以，在感到乳房疼痛、肿胀、局部皮肤发红时，还要勤给孩子喂奶，让孩子尽量把乳房里的乳汁吸干净。

一般乳腺炎都是一侧乳房的问题，另外一侧的乳房还是健康的，可以进行喂养。当乳腺局部化脓时，患侧乳房应停止哺乳，并以常用挤奶的手法或吸奶器将乳汁排尽。只有在感染严重或脓肿切开引流后，或发生乳瘘时才完全停止哺乳，并按照医嘱积极采取回奶措施。

6. 如何运用传统疗法应对乳腺炎？

乳腺炎早期以淤奶、炎症为主，尚未成脓，可用超短波理疗，配合中医治疗效果更好。采用清热解毒、疏肝通乳的中药配合手法排乳，炎症多在一周内消散，常用中药有瓜蒌、蒲公英、漏芦、穿山甲、贝母、鹿角霜等，低热用柴胡，高热加生石膏，便秘加牛蒡子，奶多加生麦芽以减少乳汁分泌。产后体虚者，忌苦寒过重，不宜用紫花地丁、连翘、大黄之属。服药期间可以继续哺乳或单用健侧哺乳。如果高热可以配合输液，青霉素、头孢类抗生素即可。注意不宜过早使用大量抗生素，过量或过久使用抗生素与中药苦寒过重的结果一样，就是肿块难消，容易转成慢性。在使用抗生素期间，建议不要哺乳。

利用经络治疗急性乳腺炎的方法很多，包括针灸、挑治、刺血、拔罐、腕踝针等，都有比较好的效果。一般认为，病程愈短，针灸效果愈好，在24小时内治疗更佳；病程过长或已化脓者，疗效往往较差。

（1）刺血。

A. 取穴

主穴：附分、膏肓、魄户、神堂。主穴视病灶所在部位选取。病灶在乳房中部的，可选膏肓、魄户、神堂；病灶在乳房上部的，可选膏肓、魄户、附分；病灶在乳房下部的，可选膏肓、神堂。皆取患侧穴。畏寒发热者加取配穴。

配穴：大椎、陶道等。

B. 治法

定穴后常规消毒，每穴放血三滴。刺血后，让患者侧身卧床，嘱其屈曲患侧上肢肘关节，将前臂压于身下，以手麻木为度。对有明显乳汁滞留者，可令患者坐在椅上，医者坐于患者患侧，以左手托其患乳，右手按其乳上，有节律地震荡，至乳汁流空为度。上法均每日1次。

（2）体针。

A. 取穴

主穴：肩井、天宗。主穴可独取一穴，亦可合用，据病情加取配穴。肩井仅用患侧。

配穴：足三里、曲池、膻中、中脘。

B. 治法

以28号2寸毫针，深刺进针1.0～1.2寸（注意不要伤及肺尖），用捻转加小提插（切忌大幅度提捣）手法，加强刺激，直至患者能耐受的最大强度，留针。天宗，直刺至骨，大幅度提插捻转，最好能使针感向整个肩胛和乳房部放散。余穴均用泻法。留针20～30分钟。留针期间可用艾卷灸针柄和病灶部位。每日1～2次。

（3）拔罐。

A. 取穴

主穴：阿是穴，即患侧背部与乳房病灶相对应点。

B. 治法

患者坐于椅上，面向椅背，背对医生，暴露背部。在阿是穴四周先涂以少量凡士林或油脂，以2寸直径之火罐对准穴位拔上，略等片刻，向上下左右推动各四次，待局部潮红或出现瘀斑后取下。亦可先以三棱针点刺后拔罐。每日1次。本法仅适用于病程4天以内，且局部未化脓者。

（4）穴位激光照射。

A.取穴

主穴：膻中、乳根、足三里、阿是穴（患乳肿胀、硬结最明显处）。

配穴：分两组，即肩井与少泽、梁丘与合谷。

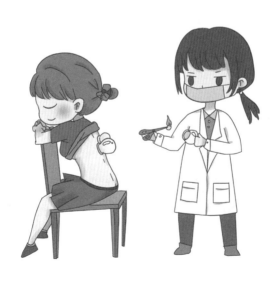

B. 治法

主穴每次必取，配穴据症酌加，每次用一组，两组交替使用。以氦-氖激光治疗仪，波长6328埃；输出功率7毫瓦，光斑直径4毫米，照射面积12.56平方毫米，每穴照射5分钟。每日治疗2～3次。

（5）腕踝针。

A. 取穴

主穴：上2（在腕前面的中央，掌长肌腱与桡侧腕屈肌腱之间，即内关穴部位）。

B. 治法

仅取患侧，针体与皮肤成30度角刺入，进皮后将针放平，针尖指向肘方向，进针1.4寸，用胶布固定针柄留针1～3小时。每日1次，不计疗程。

（6）穴位注射。

A. 取穴

主穴：郄门、肩井、郄上（腕横纹与肘横纹连线上中1/3交界处两筋间）。

B. 治法

药液：10%的葡萄糖注射液、0.25%的盐酸普鲁卡因注射液、0.5%的安乃近、丹参注射液。

每次仅取一主穴，或固定使用，或交替轮用。郄门穴，用10%葡萄糖注射液。以5号齿科针头垂直刺入穴位深0.8~1.2寸，得气并回抽无血后，在2~3分钟内将8~10毫升药液注入穴中。肩井穴，用0.25%的盐酸普鲁卡因2毫升与0.5%的安乃近1毫升混合液，进针得气后全部注入穴中。郄上穴，用丹参注射液，将针头垂直略向上刺入，深约2厘米，并做强刺激，使针感向上传导，再快速推入药液4毫升。上述穴位，郄门、肩井取患侧，郄上取健侧，每日1次，4次为1个疗程。

（7）指针。

A. 取穴

主穴：阿是穴（背部压痛点）、肩井、肺俞、膺窗、乳根。

配穴：内关、郄门。

B. 治法

主穴均取，配穴选一穴。按先背后胸、自上而下的顺序，用食指或中指顶端按压穴区，使局部有胀感或向乳房放散，然后以右手四指并拢拍击患侧上臂内侧肌肉附着处，使局部潮红或青紫，最后嘱患者挤去乳汁。每日1次，3次为1个疗程。本法用于未化脓的急性乳腺炎患者。

（8）皮肤针。

A. 取穴

主穴：分两组，即骶椎部、颈后部、乳房痛区，或乳根、膻中、期门、乳房痛区。

配穴：发热加合谷、委中，腋窝淋巴结肿大加肩井、曲池。

B. 治法

每次取一组主穴，可交替应用，亦可固定一组，据症加配穴。用皮肤针叩刺，第一组穴宜用中等强度及频率弹刺；第二组穴重叩为主，叩至皮肤发红并有轻微出血为止。乳房痛区可用闪火法加拔火罐，留罐15～20分钟，腋窝淋巴结肿大局部亦可加罐。配穴叩打法同第二组穴法。每日1～2次，3～5次为1个疗程。

（9）挑治。

A. 取穴

主穴：阿是穴，位于肩胛间区，尤其多见于第五至第七胸椎旁开1.5寸处。为粟粒状红色小点，略带光泽，一般不高出皮肤，无明显压痛，压之不褪色。少则数个，多则数十个。

B. 治法

每次选阿是穴数个，最好选患乳腺炎侧背部之阿是

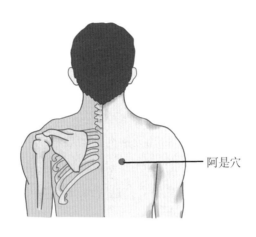

阿是穴

穴，常规消毒后，用三棱针逐个挑治，针深1.5毫米，随即用手在治疗区挤出少量血液。亦可用三棱针呈三角形点刺三针，随即拔火罐，留罐15～30分钟。每日1～2次。

7. 如何预防急性乳腺炎？

急性乳腺炎是可以预防的，也是应当预防的，关键就是防止乳汁淤积，保持乳房局部的清洁和产妇的身心健康。在怀孕的最后两个月，就要做好哺乳的准备。首先要保持两侧乳房的清洁，经常用清水或3%的硼酸水清洗乳头。注意不要用香皂类清洁用品去清洗乳房，因为女性在怀孕期间，乳房上的皮脂腺及大汗腺的分泌物会增加，这些物质可使皮肤表面酸化从而起到保护作用。如果经常用香皂洗，就会洗去保护乳房皮肤润滑的油脂，很容易使乳房表面形成破损、皲裂，病菌易于由此侵入导致感染。

产妇应争取产后30分钟内开始喂奶，俗称开奶，及早让婴儿吸吮会刺激泌乳，不仅可增加泌乳量，而且可促进排乳通畅，防止淤乳，这对预防乳腺炎十分重要。

如果乳头有先天性畸形，比如乳头凹陷、分裂等，在妊娠早中期就要想办法进行纠正。可经常用手牵拉乳头，或用吸奶器或负压拔罐器吸出乳头，每天1～2次。睡觉的姿势以仰卧最好，以免侧身挤压乳房。选择合适的胸罩，以不使乳房有压迫感为宜，平时活动时也要避免外力碰撞乳房。

在哺乳期，做好以下四方面的预防工作，对于防治急性乳腺炎尤为重要。

（1）因人而异，按需进补。有些产妇在开奶时不顺利，家人急忙炖鱼汤、猪蹄汤给产妇补身体。其实这种做法并不一定合适。首先是要分清奶少的原因是什么，究竟是奶汁分泌量少？还是奶汁淤积乳腺导管不通造成的？即辨清是属于真性乳少，还是假性乳少。因为很多情况是乳汁已经在不断分泌，在乳房内越积越多，但是由于乳腺导管尚未通畅，不能顺利排出来，所以给人造成"奶不多"的错觉，也就是假性乳少，这个时候进补下奶的食物只能起到反作用，极易导致急性乳腺炎的发生。

（2）保持乳房清洁。哺乳期可以用纱布蘸温水进行清洗后再哺乳，哺乳结束后，要用温清水将乳房和乳头擦拭干净。切忌使用香皂和酒精之类的化学用品来擦洗乳头，否则会使乳头局部防御能力下降，乳头干裂导致细菌感染。

（3）正确哺乳。提倡定时哺乳，以每隔2~3小时哺乳一次为宜。两侧乳房交替哺乳，最好机会均等，以防哺乳后两侧乳房不对称。当一侧乳房即可喂饱婴儿时要将另外一侧的乳房用吸奶器吸空，乳汁放入冰箱保存。喂奶后不要让婴儿口含乳头睡觉，婴儿唾液中含有消化酶，会使乳汁形成乳酪样物，堵塞乳腺导管口，造成排乳不畅乃至乳汁淤积。哺乳姿势要正确，最好采用坐位，少用卧姿。喂奶后应将婴儿直立抱起，头靠在母亲的肩部，轻轻地拍背，这样能够让婴儿把吃奶时吸入的空气通过打嗝的方式排出，防止吐奶。哺乳后穿上合适的胸罩，既能托起乳房，保持乳房内部血液循环畅通，也有利于矫正乳房下垂。

（4）开奶按摩。剖腹产的产妇经常下奶缓慢，初期奶水不足，需要及时开奶按摩。手法排奶时间每次应以20～30分钟为宜，单次时间不要过长。如果一次排奶不通，单纯增加按摩时间，只会增加局部水肿的概率。按摩的正确手法是先涂上石蜡油或开塞露润滑皮肤，手指从乳房四周外缘滑向乳晕，数次后再上下提拉乳头，造成乳晕下局部负压，这样就可达到类似婴儿吸吮的效果。除了按摩手法的刺激外，按摩结束后可让孩子吸吮，增加排乳反射，这样按摩加吸吮的双重作用，效果会更好，可以减少急性乳腺炎的发生。

（5）保持环境清净，情绪稳定，避免发怒生气。产妇居室温度、湿度都要合适，一般以22～24℃为宜，室内空气要新鲜。有人以为产妇怕风，容易出汗，导致着凉感冒，所以把门窗关得严严实实，室内空气污浊，这样对产妇和婴儿都不利。另外，饮食适当、大便通畅、情绪安定对产妇都很重要。中医认为，急性乳腺炎是肝郁气滞、胃火雍盛所致。肝气郁结，则乳管不通，惊恐暴怒，则泌乳停止，所以心情舒畅、情绪稳定对预防乳腺炎十分重要。

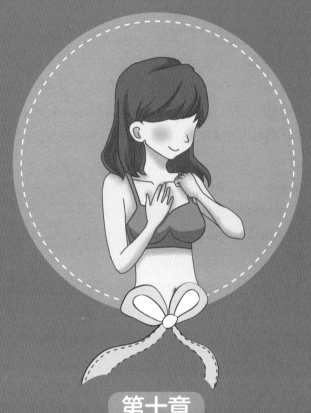

第十章

乳腺纤维腺瘤找上门，
怎么办？

1. 何为乳腺纤维腺瘤?

乳腺纤维腺瘤是指乳腺小叶内纤维组织和腺上皮的混合性良性肿瘤。

该瘤是女性最常见的乳房良性肿瘤,发病率在乳腺良性肿瘤中居首位,约占乳腺良性肿瘤的3/4。好发于卵巢功能旺盛而内分泌紊乱的年轻女性。本病极少会恶变为纤维肉瘤,变为癌者则更少见。

2. 乳腺纤维腺瘤的临床特点是什么?

(1)本病占年轻妇女乳房良性肿瘤的第一位,高于乳腺恶性肿瘤的几倍到十几倍。

(2)该病发病年龄在18～40岁,60%以上的患者是30岁以下的女性,其中20～25岁最多见,因为这个年龄段妇女的卵巢功能旺盛。月经初潮前和绝经后的女性少见。

(3)患者多无明显的自觉症状,仅有14%的患者在月经期出现乳房钝痛、胀痛或隐痛,多数在游泳、洗澡时自己触及无痛性肿块,部分是由家长或乳房疾病检查时发现。

(4)有75%～80%的患者为单发性,多发性比较少,即一侧或两侧乳房出现数个纤维腺瘤,一般好发于乳房的外上象限。

（5）乳腺纤维腺瘤形状有圆形或卵圆形，大小不一，直径一般在1～2厘米，大多数不超过3厘米，但偶尔也有超过10厘米的。肿瘤部位的乳房皮色正常。肿瘤质地坚实，表面光滑，边界清楚，在乳房内极易推动，可像老鼠一样窜来窜去，故有人称其为"乳房鼠"。

（6）乳腺纤维腺瘤经年累月也不会破溃，腋窝淋巴结也不肿大，瘤体生长缓慢。但在妊娠或哺乳期可迅速增大。如果发生在青春期，即发生在月经初潮前后，又发展较快，瘤体较大，应考虑为巨大纤维腺瘤的可能。

3. 为何会得乳腺纤维腺瘤？

乳腺纤维腺瘤的发生原因目前尚不十分清楚，一般认为与雌激素的刺激有密切关系，另外还可能与高脂高糖饮食、家族遗传倾向、精神状态等因素有关。

根据"种子-土壤学说"，某一区域的乳房组织腺上皮细胞或纤维细胞因对雌激素的异常敏感而发生过度增生即形成乳腺纤维腺瘤，其主要依据有：

（1）该瘤好发于性功能旺盛时期。

（2）妊娠时期乳腺纤维腺瘤的生长速度迅速加快。

（3）动物实验证实，注射雌激素可诱发动物产生该瘤。

4. 乳腺纤维腺瘤的中医病因是什么？

祖国医学中，乳腺纤维腺瘤属于"乳核"的范畴，其特点是好发于20~25岁青年妇女："乳中结核，形如丸卵，边界清楚，表面光滑，推之活动。不疼痛，不发寒热，肤色不变。"中医认为本病因情志内伤，肝起郁结，或忧思伤脾，运化失司，痰湿内生，气滞痰凝，或冲任失调，气滞血瘀痰凝，积聚于乳房胃络而成。

5. 乳腺纤维腺瘤应该如何自检？

乳腺纤维腺瘤可发生在乳房的任何部位，但以外上象限最多见，占该瘤的3/4，多为单侧乳

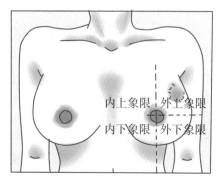

乳腺纤维腺瘤以外上象限多见，多为圆形或卵圆形，直径一般为1~3厘米

房单发病变，但单侧乳房多发者并不少见，约占16.5%。亦可见双侧乳房同时或先后单发肿瘤，双侧乳房同时或先后多发肿瘤，或一侧单发、一侧多发。瘤体多呈圆形或卵圆形，边界清楚，表面光滑，无触痛，有的可呈分叶状，质地韧但活动度良好，无皮肤水肿及乳头凹陷。月经周期对乳腺纤维腺瘤的影响不大，但少数患者在月经周期会出现不同程度的胀痛、隐痛、钝痛。

6. 乳腺纤维腺瘤的临床分型是怎样的？

临床上将乳腺纤维腺瘤分为3种类型。

（1）青春期纤维瘤：指发生于女性月经初潮前的乳腺纤维腺瘤。本型较少见，其特点为生长速度较快，瘤体大，一般直径在5厘米以上，此时患者皆为青春期小乳房，因此可见肿瘤占据整个乳房，而使乳房皮肤高度紧张，发亮，有时发红，也可见表皮静脉曲张。

（2）普通型：是最为常见的一种类型，瘤体直径多在3厘米以内。

（3）巨大纤维腺瘤：发病者多为青春期和绝经期女性，肿瘤生长迅速，在短期内可生长成较大的肿块，略有疼痛，多数瘤体直径在5～7厘米。直径达20厘米以上者多与妊娠和哺乳有关。

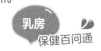

7. 乳腺纤维腺瘤会变成癌症吗?

乳腺纤维腺瘤变成癌症的可能性很小,只有极少数的纤维腺瘤内上皮成分增生明显时,可恶变成小叶癌、管内癌或肉瘤。

随着患者年龄的增长,乳腺纤维腺瘤内的腺上皮细胞和纤维组织的活跃性、活跃状态逐渐减弱,因此,乳腺纤维腺瘤在绝经期后极少见。如果在更年期乳房出现纤维腺瘤,要高度重视,因为瘤组织内或邻近组织内,可能隐藏有恶性瘤组织。如果纤维腺瘤在妊娠期或哺乳期生长特别快,要警惕恶变为肉瘤的可能。

临床上某些乳腺癌酷似纤维腺瘤,而某些边缘不规整的纤维腺瘤又与乳腺癌非常相像,需要仔细鉴别。

8. 乳腺纤维腺瘤可以不手术吗?

单发的乳腺纤维腺瘤在治疗上以手术切除为宜,多发或复发性乳腺纤维腺瘤可试用中药治疗,以达到控制肿瘤生长、减少复发,甚至消除肿块的作用。

(1)中医治疗。

祖国医学认为,本病是思虑伤脾、郁怒伤肝,致使气滞痰凝而成,故治疗原则是佐以理气疏络之品,使乳络通畅,则壅者可通,郁者可达,结者可散,坚者可软。服中药和外用药1~3个月，疗效不显著时，可行手术切除。

A. 肝气郁结证

证候：肿块较小，发展缓慢，不红不热，不觉疼痛，推之可移，伴胸闷、喜叹息；苔薄白，脉弦。

治法：疏肝解郁，化痰散结。

方药：逍遥散加减。柴胡15克，当归12克，赤芍9克，焦白术15，广郁金12克，瓜蒌12克，制半夏12克，青皮、陈皮各12克，山慈菇6克，大贝母6克，莪术15克，白花蛇舌草30克。兼有肝火者，加香附15克，夏枯草9克，橘叶6克，栀子12克。水煎服，每日1剂。

B. 血瘀痰凝证

证候：肿块较大，坚硬木实，重坠不适，伴胸胁牵痛，烦闷急躁，或月经不调、痛经等，舌质暗红，苔薄腻，脉弦滑或弦细。

治法：疏肝活血，化痰散结。

方药：逍遥散合桃红四物汤加山慈菇、海藻。月经不调者加仙茅、淫羊藿等。

（2）外治疗法。

阳和解凝膏掺黑退消外贴，每周换药1次。或取山慈菇、大贝母、生半夏、生南星、僵蚕、白芷、细辛、生川乌、白蔹、樟脑各10克，共同研成细末，用黄酒、蛋清调敷患处。

（3）雄性激素治疗。

在月经停止1周后开始服用甲基睾丸素至下次月经前结束，每天5～10毫克。每个月经周期总量不超过100毫克，治疗期间以不使月经紊乱为宜。用药半年无效即停药。有人认为雄性激素易引起导管上皮增生，长期应用有癌变的可能，因此应用此药应慎重。

（4）手术治疗。

手术切除是治疗乳腺纤维腺瘤的最佳方法，可以一次治愈，而不影响乳房功能。一般采用乳房肿块切除术、乳房区段切除术，部分患者可行单纯乳房切除术。最常用的方法是乳房肿块切除术。

手术时机：①25岁以上已婚妇女或30岁以上无论婚否的患者，可立即进行手术治疗。②25岁以下未婚患者，能够确定诊断的，在不影响学习和工作的条件下，可行择期手术，但以婚前切除为宜。③婚后未孕的患者，宜尽早手术，最好在孕前手术切除。④怀孕后确定诊断者，应在怀孕后3～6个月内进行手术切除。⑤如果近期肿块突然增长加速，应考虑恶变的可能，尽快手术。

　　预后：乳腺纤维腺瘤是乳房的良性肿瘤，如能手术完整切除，术后很少复发。少数患者乳房内纤维腺瘤已经切除，但在同侧乳房内的其他部位或在对侧乳房内可发生新的纤维腺瘤，这种情况主要是由于病因的持续存在而引起的，不应视为复发。普通型较小的纤维腺瘤，用中药治疗后，肿瘤可以消失，远期疗效有待观察。极少数患者可由于手术切除不彻底而导致局部复发。因此，手术范围应是包括肿瘤在内的周围少部分正常乳腺组织的切除，以防残留肿瘤包膜，引起肿瘤复发。

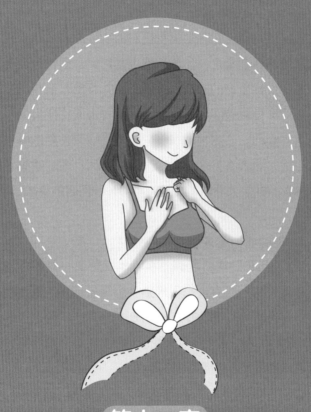

第十一章

远离乳腺癌

1. 什么是乳腺癌？

乳腺癌是发生在乳房上皮组织的恶性肿瘤，是女性最常见的恶性肿瘤之一。乳腺癌因其巨大的杀伤力，已成为威胁女性生命的"头号杀手"，并且手术治疗后患者完整的形体被破坏，对女性心理的打击或许比失去生命更具灾难性。乳腺癌被视为一种慢性病而长期影响患者的生活，患者在整个生存阶段都会受到身体、情感、女性身份、社会关系、职业和经济等各种问题的挑战。

2. 乳腺癌的临床症状有哪些？

（1）乳房肿块：乳腺癌多为单发肿块，短期内增长迅速。肿块一般有形态不规则、边缘欠整齐、质地坚硬、表面不光滑、难以推动等特征。

（2）乳房疼痛：晚期癌肿侵犯神经时会出现剧痛，可放射到同侧肩、臂部，且疼痛感不随月经周期变化。

（3）乳头溢液：通常为单侧、单孔溢液，量较多，呈血性或水性或浆液性。可自行溢出，亦可挤压而出。

（4）乳头及乳晕异常：可新近出现单侧乳头的内缩与凹陷，一侧乳头抬高，乳晕部水肿。乳头及乳晕可呈糜烂或湿疹样变。

（5）皮肤异常：可见单侧皮肤浅表静脉扩张；肿块

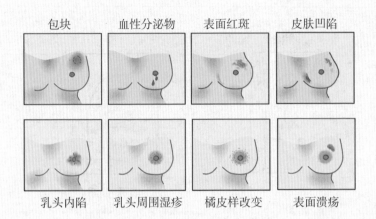

包块　　　血性分泌物　　表面红斑　　皮肤凹陷

乳头内陷　　乳头周围湿疹　橘皮样改变　　表面溃疡

表面皮肤凹陷，呈酒窝征；乳房皮肤水肿，毛孔加深加粗呈橘皮样变。

（6）晚期局部表现：皮肤破溃形成溃疡，呈菜花样，经久不愈；病灶周围可出现卫星结节，小结节相互融合形成暗红色弥漫的一片，呈铠甲样变；癌肿累及大部分乳腺组织、侵及胸肌时，整个乳房会呈挛缩而固定的状态。

3. 乳腺癌是如何分期的？

国内将乳腺癌分为四期。

Ⅰ期：癌肿完全位于乳腺组织内，直径不超过2厘米，与皮肤没有粘连，无腋窝淋巴结转移。

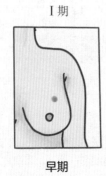

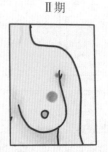

<table>
<tr><td>Ⅰ期</td><td>Ⅱ期</td></tr>
</table>

Ⅰ期

早期

· 肿瘤小于2厘米
· 无腋窝淋巴结转移
· 无远处转移

Ⅱ期

早期－晚期

· 肿瘤大小在2～5厘米，无论有无腋窝淋巴结转移
· 或肿瘤小于2厘米，但腋淋巴结有转移
· 或肿瘤大于5厘米，但无任何转移

Ⅱ期：癌肿直径不超过5厘米（或超过5厘米，但无任何转移），尚能活动，与皮肤有粘连。同侧腋窝有数个散在而能活动的肿大淋巴结。

Ⅲ期：癌肿直径超过5厘米，与皮肤有广泛的粘连。同侧腋窝有一连串融合成块的淋巴结，但尚能活动。胸骨旁淋巴结有转移者亦属此期。

Ⅳ期：癌肿广泛地扩散至皮肤，或与胸肌胸壁固定，或有广泛的淋巴结转移（锁骨上或对侧腋窝），常伴有远处转移。

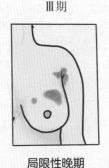

Ⅲ期

局限性晚期

·肿瘤大于5厘米，多
数已有淋巴结转移或
侵犯胸壁皮肤

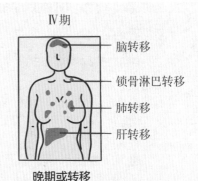

Ⅳ期

脑转移
锁骨淋巴转移
肺转移
肝转移

晚期或转移

·已转移身体其他器官，
如骨骼、肺脏和肝脏

4. 乳腺癌的病因有哪些？

乳腺癌病因尚未完全明确，其高危因素如下：

（1）年龄因素：女性乳腺癌发病率在0～24岁年
龄段处于较低水平，25岁后逐渐上升，50～54岁达到高
峰，55岁以后逐渐下降。

（2）遗传因素：家族中任何一级亲属（妈妈或姐
妹）患有乳腺癌的女性，其患乳腺癌的风险增加。

（3）内分泌失调：包括绝经前血中胰岛素样生长因
子水平较高，或接受激素替代疗法和口服避孕药。

（4）经期：月经初潮年龄小于12岁、绝经年龄大于55岁者风险较高。

（5）环境因素：辐射、电磁场、某些化学物质可诱发癌变。

5. 如何预防乳腺癌？

世界卫生组织调查显示：有1/3的肿瘤患者可以通过早发现、早诊断、早治疗使肿瘤彻底治愈，乳腺癌就是其中的一种。乳腺癌一般从三个级别进行预防。

一级预防：到目前为止，乳腺癌的发病原因尚未完全清楚，但增强和健全机体的免疫功能无疑是一种积极的预防方法。锻炼身体是预防乳癌发生的重要途径之一。

二级预防：乳腺癌要做到早发现、早诊断、早期治疗。40岁以上女性，最好每年进行1次乳腺癌普查，35岁以上40岁以下伴有乳腺癌高危因素的女性也建议每年做一次检查。

三级预防：对已经发现的乳腺癌进行及时有效的治疗，可减少死亡率、提高生存期。

有高危因素的女性，应切实做到定期检查，改善不良饮食习惯，多运动，做到早发现、早诊断、早治疗。

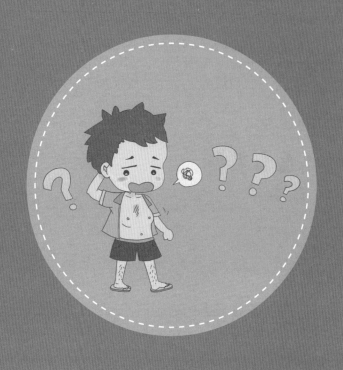

第十二章

男性乳腺疾病

男性也有乳腺疾病？

1. 什么是男性乳腺疾病？

乳腺疾病并不是女性独有。虽然乳腺疾病在男性发病率较低，但的确也是一种危害男性身心健康的疾病。男性乳腺疾病可分为男子乳腺发育和男性乳腺癌两大类，其中男子乳腺发育是较为常见的男性乳腺疾病，同时也是会给男性带来诸多生活不便，影响身心健康的疾病，及时治疗预后良好。男性乳腺癌是较为罕见的恶性肿瘤，临床容易漏诊，预后较差。

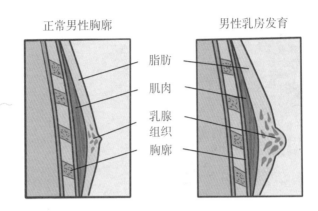

正常男性胸廓　　　　　　　男性乳房发育

脂肪

肌肉

乳腺
组织

胸廓

2. 男性乳房的常见形态是怎样的？

正常情况下，男性乳房不发达，乳头多恒定位于第4肋间隙，乳房的形状是扁平圆盘形，凸出胸前之两侧，乳头紧贴于胸肌上。

3. 为何男性会有乳腺疾病？

正常男性体内不仅有雄激素，而且也存在雌激素。当前大部分学者认为男性乳腺疾病与雌激素水平密切相关，比如男性乳房发育被认为与体内激素失调有关，其根本原因为男性体内雌激素水平过高，刺激乳腺导管导致增生。

第二节

男子乳腺发育

1. 什么是男子乳腺发育?

男子乳腺发育(亦称男性乳腺肥大症)是男性单侧或双侧乳房组织异常发育、乳腺结缔组织异常增殖的一种临床病症。其主要临床表现为单侧或双侧乳腺不同程度地发育增大,伴乳头周围结节或肿块,有隐痛或轻微压痛,偶见乳头溢乳。

2. 什么原因会导致男子乳腺发育?

男子乳腺发育被认为是常见内分泌疾病之一,与性激素作用有关,当雌激素比雄激素水平高时会发病。其

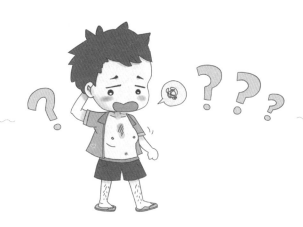

发病情况如下。

（1）生理性：青春期男孩和年老男性多见，病因尚未明确。

（2）病理性：继发于肝脏疾病、垂体疾病、睾丸疾病、某些特殊类型肿瘤等，或长期服用抑制睾酮合成的药物、化疗药物后。

（3）特发性：无明确激素异常。

3. 男子乳腺发育预后情况如何？

男子乳腺发育预后良好，生理性的男子乳腺发育常可自然缓解，病理性的男子乳腺发育在经治疗除去病因后可消退。曾有学者认为男子乳腺发育与乳腺癌有关，目前尚无明确证据。

4. 如何确定是否患有男子乳腺发育？

临床上通常以乳房异常增大，伴有痛感，可触及乳头后方质韧的乳腺组织，以及医学影像检查提示增大的乳腺内为脂肪沉积而无致密影等为男子乳腺发育的诊断依据。当出现乳房迅速增大、局部明显增生伴有痛感，或对乳房形态感到担忧与尴尬时建议及时就诊治疗。肥胖者可见假性乳腺肥大，建议健康饮食并坚持锻炼。

男性乳腺癌

——罕见但不可不提防的杀手

1. 什么是男性乳腺癌？

男性乳腺癌是较为罕见的恶性肿瘤，发病率为女性乳腺癌的1%，目前认为此与雌激素的长期作用有重要关系。其临床表现为乳晕区有肿块，胸部皮肤与胸肌有粘连现象，伴乳头内陷、结痂和回缩等现象，偶见乳头溢液，腋下可触及淋巴结。其分型与女性乳腺癌大致相同。另外由于男性乳房较小，癌细胞较容易扩散至皮肤表面与肌肉组织，且由于存在"男性不会得乳腺癌"的误区，所以患者就诊时多已是晚期，常常预后较差。

2. 男性患乳腺癌的原因有哪些?

从理论上说，乳腺癌的发生是由于乳房内出现恶性肿瘤组织。男性也具备乳腺组织，所以同样也可能导致乳腺癌。其发病原因如下：

（1）遗传家族性：直系亲属中有乳腺癌患者的男性是患男性乳腺癌的高危人群。

（2）激素失调：各种原因（如肝脏疾病、前列腺疾病等）引起雌激素水平异常，可相对增加男性乳腺癌的发病率。

（3）环境因素：环境污染区中的强辐射、电磁场、某些化学物质等可以诱发本病。